JN336001

頭蓋仙骨療法士
吉田篤司

頭蓋骨をユルめる!

クラニオ・セルフトリートメント

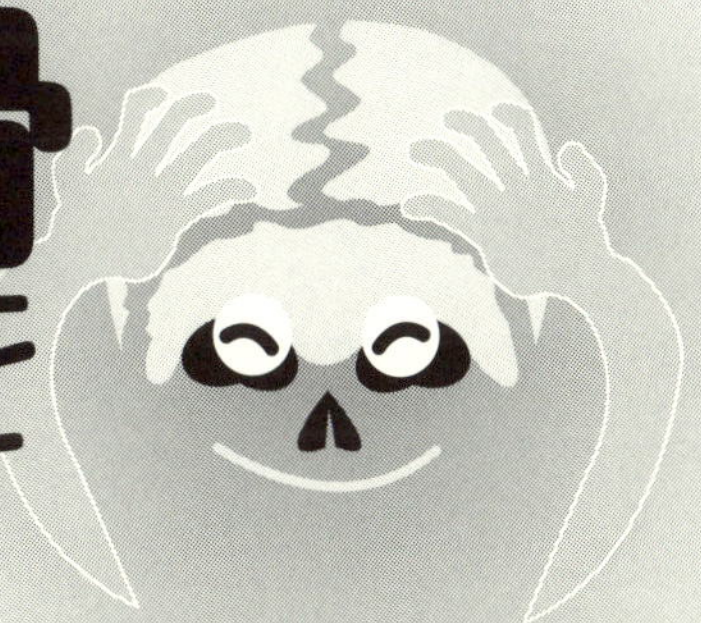

BABジャパン

ひょっとしてあなたの頭蓋骨、固まっていませんか？

頭蓋骨が固まると体の機能が低下するのを知っていましたか？　いいえ、それだけではありません。

脳の活動にストレスが生じるので思考作用にも悪い影響をもたらします。

体の調子がすぐれなくて、いつもギクシャクあちこちが痛い

目の疲れや全身が重だるくエネルギーも不足気味、やる気がでない

緊張していてちょっとしたことでガチンガチンになる

意味不明のイライラや落ち込み

能力はあるのにどたん場でいつもしくじる

ツキに見放された感じがする

こういったこと、どれかひとつでも起こっているとしたら、やはりあなたの頭蓋骨は固まっているかもしれません。

そういうときはいったいどうやったら良好な状態になれるのでしょうか？
ここに解決策があります。

自分で頭蓋骨をユルめてしまえばよいのです！

ま・え・が・き

クラニオというのは頭蓋骨のことです。頭蓋骨は一つの骨ではなくて複数の骨が組み合わさってできているのは、多くの人も知っていると思います。

しかし、いくつの骨があってどんな形状でどのように組み合わさっているのか、さらに頭蓋骨はわずかながら可動するようにできているなんてことは、専門家をのぞいて一般の人はあんまり知らないと思います。

私も初めて頭蓋骨は動くというのを聞いたとき、ちょっと驚いたのを覚えています。当時、知人の医者にその話をしたら「また突拍子もないこと言いだして、アッシ君、かんべんしてよー」とか言われちゃいました。今では彼も頭蓋骨は動くのだということをちゃんと知っていますが。

そしてこの頭蓋骨のわずかな可動性ですけど、これが損なわれてしまうと体も心もたいへんな状態になってしまうのです。

この本を読んでくれている人の中にも、すでに頭がガチンガチン状態の人が結構たくさんい

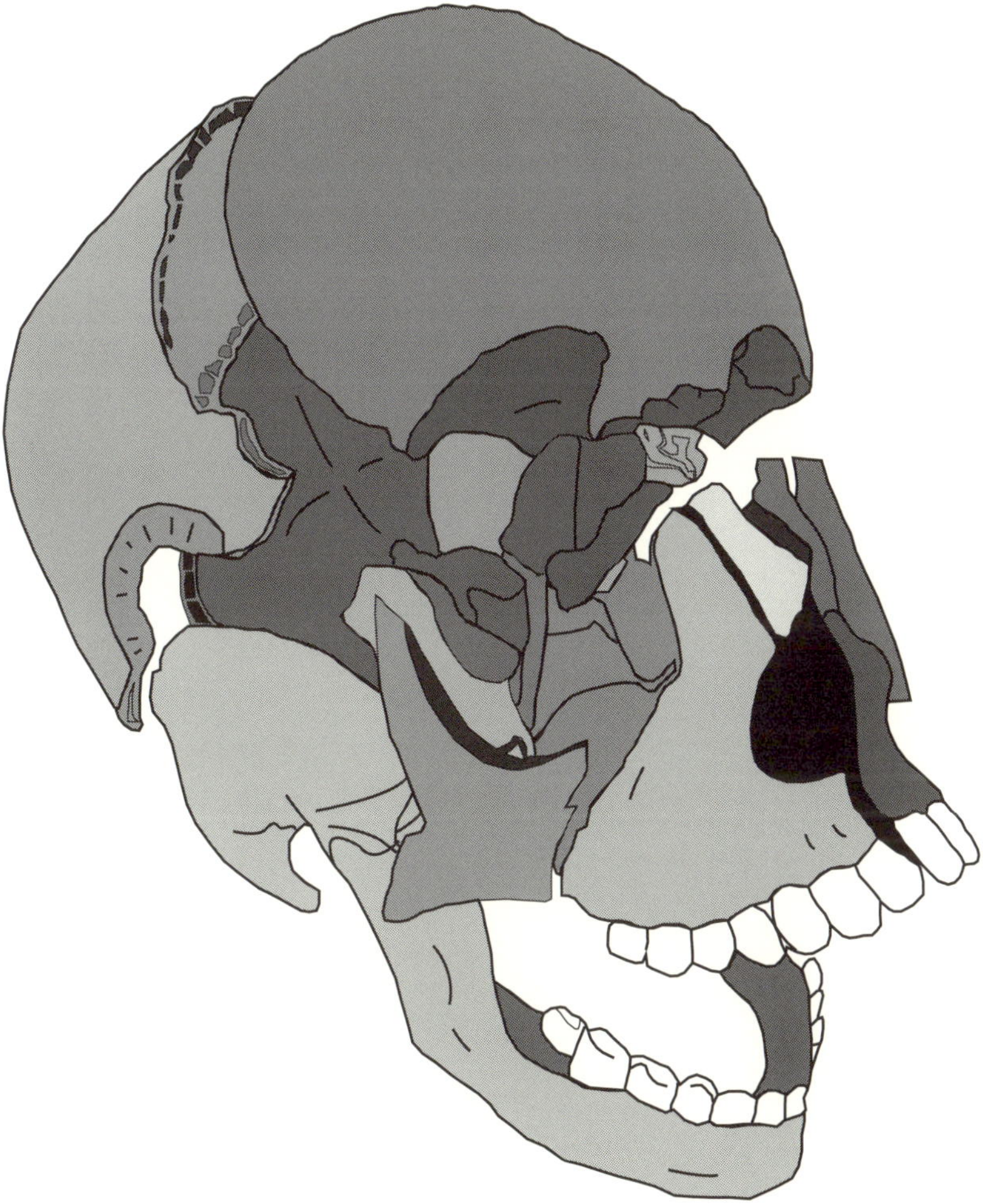

るのではないかと思います。頭蓋骨が固まるとそれと連動して背骨もしめつけられてしまうので、身体全域に姿勢と可動性ともに制限がかかり、本当にロクなことがありません。

こうなると首や肩をはじめ身体各部に緊張や強いコリというより、人によっては筋肉の癒着によってできた塊がゴロゴロ発生していたりもします。

四十肩で腕が上がらなくなってしまっていたりとか、背中が鉄板のように硬くなり感覚もほとんど失われているなんていうのもよくあります。呼吸は浅くなり思考もあまり好ましいものではなくなってしまいます。行動力も低下しています。

そうした状態から抜け出すには、頭蓋骨を自分でユルめてしまえばよいのです。硬さから解き放たれた気持ちの良いすがすがしい体と心になります。きっと生活の質は大きく改善されて楽しい幸せな毎日を過ごすことができるのです。

本書で述べるクラニオ・セルフトリートメントのベースになっているワークはクラニオセイクラルセラピーです。クラニオセイクラルセラピーは頭蓋仙骨システムを調整する施術方法で他者に働きかけるものとして、アメリカ、ヨーロッパ、世界各国で普及しています。

私は2001年からイギリスで2年間、その施術方法を学んで今も研究を続けていますが、これからおこなうクラニオ・セルフトリートメントは他者への施術法ではなくて自分自身に働きかけるテクニックです。そのため既存のクラニオセイクラルセラピーの頭蓋操作方法や理論的な部分に大幅な改良を加えることになりました。

またアレキサンダーテクニックの要素も取り込むことにより、これまでにない新しい体感型の技法に仕上がっています。新しい自分、本来の自分、どちらでも素敵で輝くようなあなたを頭蓋解放の中に見つけてください。

2015年9月

吉田篤司

注意）本書で紹介しているワークは医療行為ではありません。特定の疾患を治療するものではなく、自分の体について学ぶものです。

目●次

第3章 頭蓋から胴体への接続 〜さらなる可能性

第4章 クラニオ上級テクニック

〜果てしなき解放

第1章

頭蓋骨をユルめる……？

21世紀の脳外革命

頭骸骨をユルめると、こんなことが起こります。

▼頭が軽くなりクリアな思考ができるようになる。
▼肩や首のコリを初め体の不調和がスッキリクリア。
▼片頭痛や腰痛の多くもバイバイです。
▼目の疲れが解消して視力もアップします。
▼歯のかみ合わせが良くなりアゴがスムースに動くようになる。
▼鼻の通りが良くなり花粉症も過去のものに。
▼呼吸が深まり落ち着くのでポジティブなマインドになります。
▼創造性や物事の合成力、統合力が向上してやる気が出ます。
▼頭の回転が速くなり記憶力も良くなります。
▼睡眠が深まり若返ります。
▼内臓の働きが活発になります。
▼お肌がきれいになって小顔になります。

▼いつでも幸せな気分でいられて運が良くなります。

ざっと上げるとこんな感じです。なぜこんな良いことだらけのことがたくさん起こってしまうのかというと、頭蓋骨をユルめるということは脳の動作環境を良好な状態に改善させることに他ならないからです。

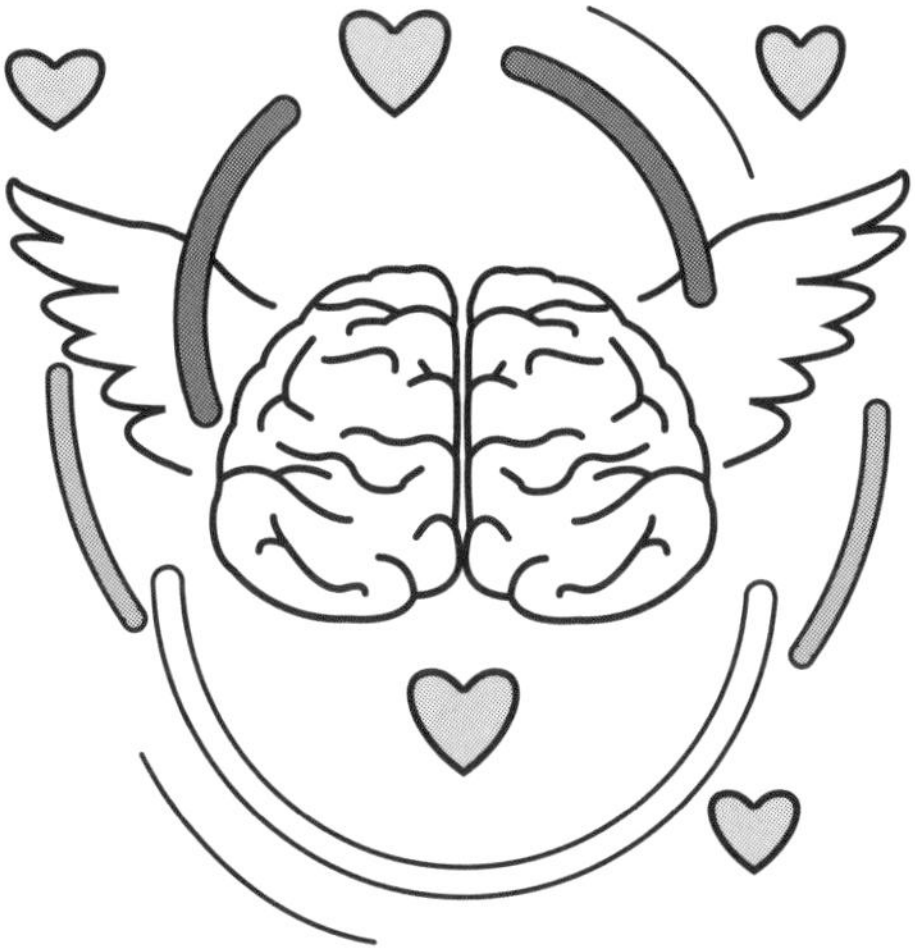

それは今までに体感したことのないまったく新しい画期的な脳ストレスの解消法であり、健康のみならず美容、癒し、さらには能力開発から自己実現まで可能にさせてくれるのです。

なにしろ脳は心と行動を作り出す発電場ですからね。五感からの刺激の解釈が変わって身体反応が今までの習慣のクセから解き放たれます。

しかも、そんな素敵なことが人に頼らず自分でできてしまうんです。私自身、毎日このクラニオ・セルフトリートメントを実践しているためか、そろそろ50代に突入しますが同年代の人と比べるとはるかに健康そのものです。それどころか日ごとに若々しくなっていく感じです。

お腹も突き出ていないし目立ったしわもなく顔の表情もイキイキしていて年齢をいうと驚かれることがよくあります。体年齢では30歳をマークしています。今後は20代前半までさかのぼってしまうのではないかとも思っています。

知人は私が何か仙人修行でもしているんじゃないかと思っているみたいですが決してそんなことはありません。お酒なんかもよく飲んだりするし、ごくごく普通の生活をしています。ただ自分の頭蓋骨を仕事のあいまにちょっと操作しているだけです。

やり方のコツをつかんでしまえば簡単にユルめることが可能になります。

◆めんどくさい仕事を目の前にして、ちょっとユルめてやる気をだすとか……

◆プレゼン前で緊張してきたら速攻リラックス とか……

◆ムカつくことがあったら瞬時に気分転換とか……

◆だいじなデートの前にハートのドキドキを落ち着かせたりだとか……

横断歩道の信号待ちでも電車の中でも外でも、そして家電量販店のエスカレーターに乗っているときでさえいつでもどこでも気がねなく頭を軽く触ってリラックス&リフレッシュしてしまうのです。

仕事や人間関係だけでなく最近は異常気象なども頻繁に起こったりとストレスは次から次へと私たちに降りかかってくるわけですが、そのつど自分自身を良好状態に切り替えることができる、そんな素晴らしい方法があるのです。

ところで頭骸骨をユルめるってどういうことなのでしょう?

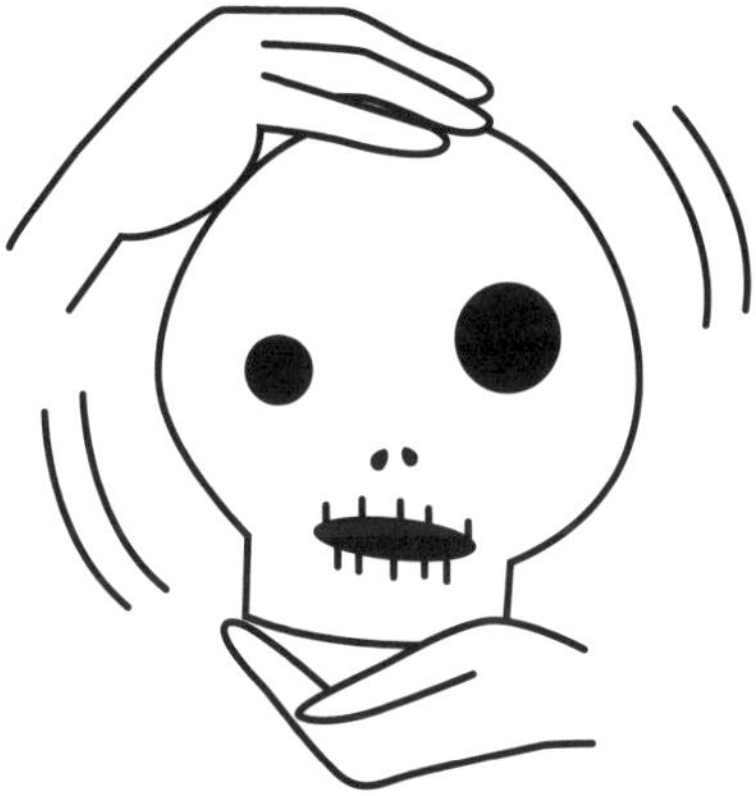

実は私たちの頭骸骨は動いているんです。そして手を使えば形を変えたりすることもできるんです。

もちろん目に見えるような大きなものではありませんが、それでも表情なんかは誰が見ても気がつくくらいの変化は簡単に出せるもんです。

「北斗神拳でもあるまいし、そんなのありえませーん」と思うかもしれませんが、できるんです。

ケンシロウの必殺「ひでぶっ」みたいな……じゃなくて、あのやさしいトキ兄さんのような癒しワザができるんです。

頭は金属の塊ではありませんし、複数の骨が組み合わさってできているものなので、よくよく考えてみるとわずかなら動いたってそう不思議ではないでしょう。

骨の数はというと、全部で28個もあるんです。頭部に8個、顔面に14個、耳の中にも6個あります。なんでこんなにたくさんの骨があるのかというと、やっぱり動くためだからです。

頭全体で膨張と収縮を繰り返していて、海の引き潮や満ち潮みたいにゆっくりと動いているんです。

なぜ今まで手でユルめることができなかったのかというと、知らなかったからです。私たちの体にはまだまだ知られていないことが山ほどあるんです。自分の体でありながら生まれてこのかた動かしたことのない個所なんかが結構あるもんです。だからこういう知らない部分に気がついてやり方を学べばなるほどなっとく、単純明快に理解できます。

ところがこれがガチンガチンに固まって全然動かなくなっている人もいるんです。本来、動くはずのものが動かなくなってしまうと、どうなるのでしょうか？　ここである人のお話をしましょう。

サザランドの実験

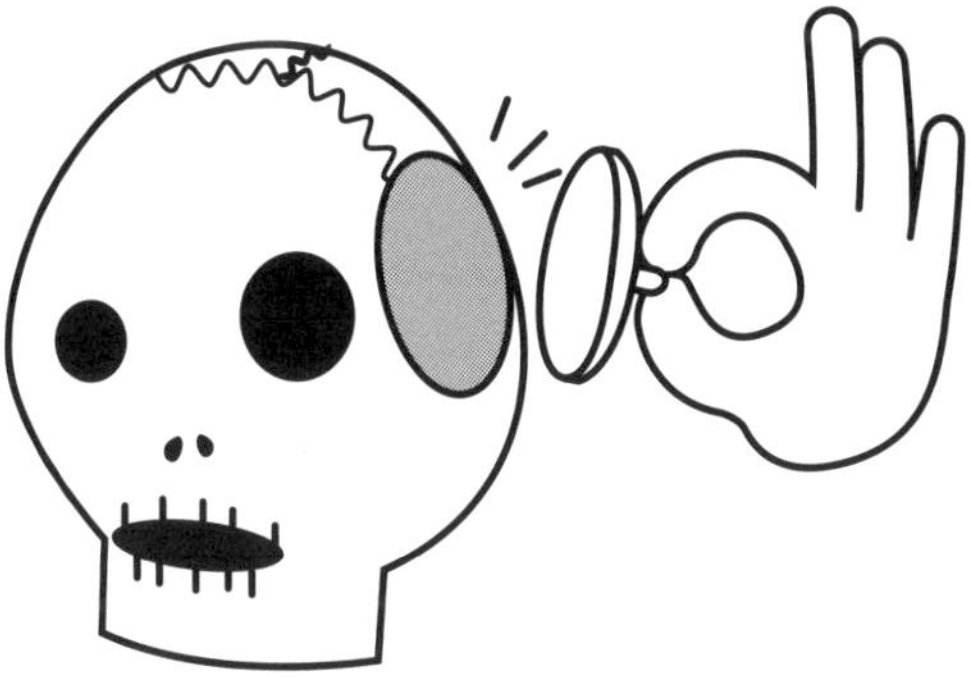

頭蓋骨の可動性について研究を始めたのはアメリカ人のウイリアム・ガーナー・サザランド(William Garner Sutherland 1873-1954)という人でした。

オステオパシー（骨格のアジャストメント法）を勉強中に頭蓋骨の模型をあれこれいじっていたら耳の周りの側頭骨の接合部がなべぶたのようになっているのを見て「これひょっとして動くんじゃないのかな？」となんとなくそう思ったんだそうです。

模型を見るとホント、他の骨の接合部はジグザグでガッチリかみ合っているんですけど、この側頭骨だけはまるでホタテ貝のような形状で、もしかするとパカッと取り外しできてしまうんじゃないのかな、なんて思えてしまいます。

そこでサザランドさんは仲間の頭を触ってみたんだそうです。するとわずかですがやっぱり何か動いているのがかすかに感じとられたそうなんです。

この動きは特殊な手技なしにちょっとやそっと触っただけでは普通はとらえることはできないので、たぶん当たりがよかったんでしょうね。

ためしに自分の頭に手を触れてみるとわかると思いますが、動きを感じられる人はほとんどいないはずです。動きがわかる人は相当に手の感度が良いか頭がやわらかい人です。

サザランドさんもこの時もし頭がガチガチに固まっている人を選んでいたら、きっとこの繊細な動きには気がつかなかったのではないかと思います。

というわけでサザランドの興味関心は一気にふくれ上がり、すぐさま頭蓋骨の動きの研究を開始したのでした。ところがこの出来事は今から100年くらい昔のことで、当時のアメリカの学会では〝大人の頭蓋骨は動きません〟というのが定説だったのです。

ちなみにイタリアではこのころにはすでに頭蓋骨はわずかに動くということが認識されていたそうです。日本ではいまだに動かないと思うのが一般的でしょうね。

サザランドさん、ここでまったく未知なる領域に足を踏み入れたのです。身近にありながらも誰も知らない世界です。そんなことを書いている本なんかも当然ありませんし、ゼロから研究を始めなければなりませんでした。

まず最初の疑問ですが、何のための動きかということでした。体の動きなのだからきっと何か重要な意味があるに違いないと考えたサザランドは、その疑問を解き明かすために自分の頭をほうたいで固くしめつけてみました。わざと頭蓋骨が動かないようにして何が起こるのかを観察してみたのです。

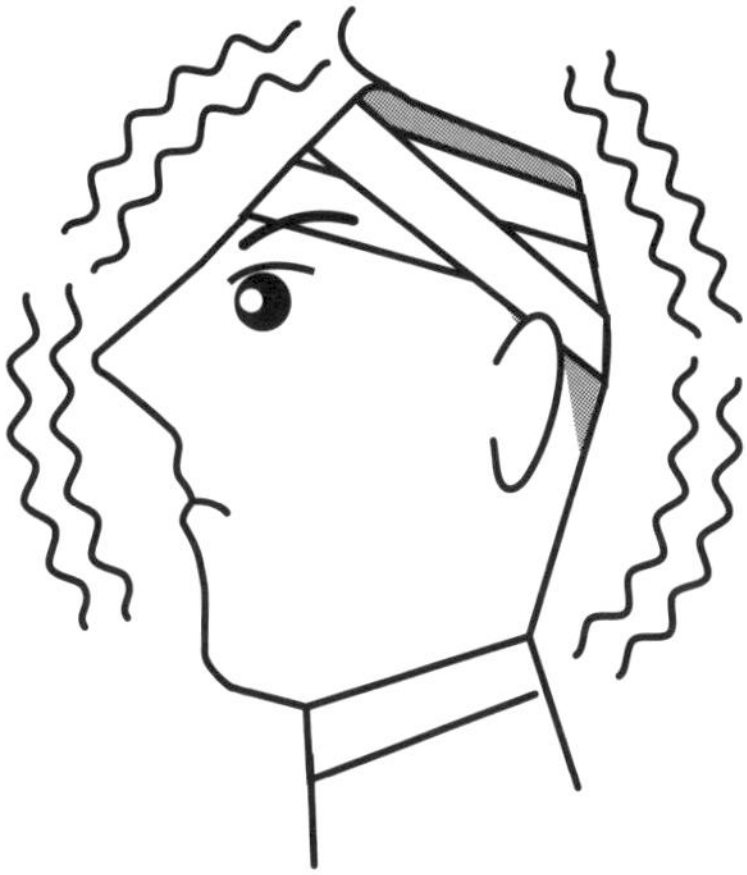

若くて好奇心旺盛ですからきっと思いっきりしめつけたのではないでしょうか。1週間くらい一昼夜ずっとしめつけっぱなしで、オステオパスの教室にもそのかっこうで通ってたそうです。

天才肌の人というのはやっぱりやることが普通と違いますね。私の知人の中には冗談まじりに「アッシさんもやってみてよ」などと恐ろしいことを言うものもいますが絶対やりません。

しばらくするとサザランドはだんだん体調が悪くなり始めて、しまいにはウツ病になってしまいました。

普通だったらその時点で実験中止しますがサザランドはますますそれにひきつけられちゃったみたいです。やはり頭蓋骨の動きは何か体との関係があるのだと、さらに頭の別の部位もほうたいでしめつけてみました。

結果は無残、体調はますます悪化してどうしようもないくらいの強度のウツになってしまいました。本人自身は体と頭蓋骨の関係性を見つけて驚きを感じてたみたいですが、もっと驚いたのはその様子をずっと見ていたサザランドの奥さんでした。

わけのわからないおかしな実験をしてそんな状態になってしまって、心配するとか以上にとっても怖かったのでしょう。だって普通、こんなの見ていたらきっと頭がおかしくなったんだと思いますよね。家族だったらそりゃ止めるはずです。奥さんの猛反対でさすがに頭のしめつけ実験を止めざるをえなくなりました。

幸い元の健康を回復しましたが（よかったですねえ）この一件によりますます興味がわいてその後も長期に渡った研究を続けたのです。頭の各部位に圧力をかけられる特殊ヘルメットを自作して研究していたとか……（汗）。そして30年の長い研究により頭蓋骨の自然な動きを回復させる方法を世にあらわしました。

この時点になるとサザランドは頭蓋骨だけではなくて身体トータルとしての膨張と収縮の運動、脊髄液の循環、気の流れなど目には直接見えない繊細な動きがお互いかかわり合っているということがいろいろわかっていました。

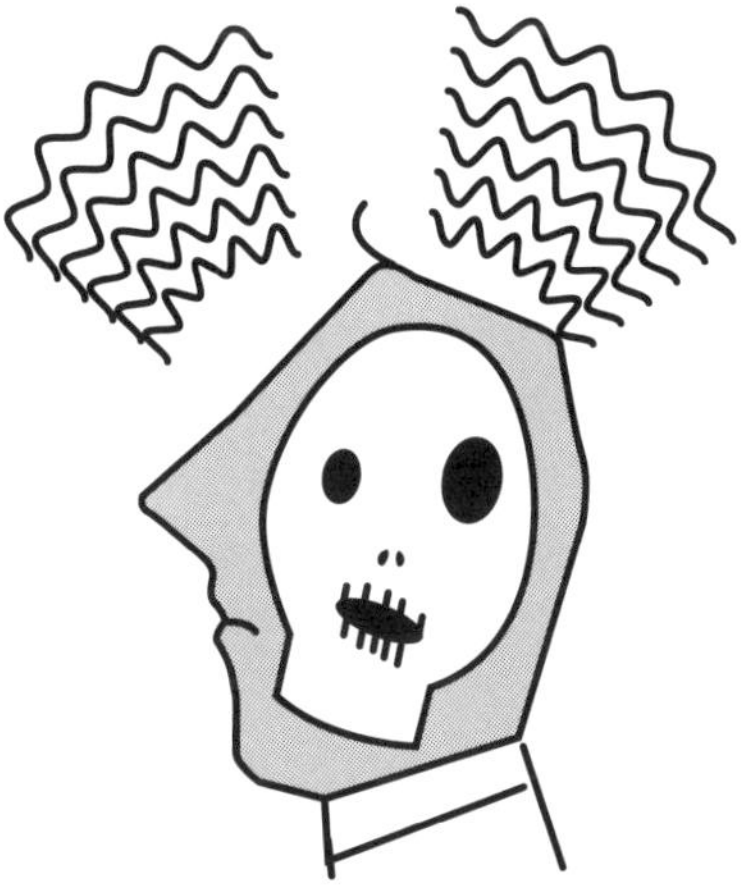

今日ではその研究はクラニオセイクラルセラピーとかクラニオオステオパシーなどと呼ばれて他者への施術法という形で普及しています。
本書で述べているクラニオ・セルフトリートメントはサザランドの研究がベースになっていますが、これは他者用ではなくて「自分自身で手軽にできるテクニック」ということを念頭に置いたものです。そのため理論と方法論ともに大幅な改良を加えることになりました。従来のクラニオセイクラルセラピーとは異なる新しい技法です。

何が原因で頭が固まるの？

サザランドは自分の頭をほうたいでしめつけることによって頭蓋骨を固めました。すると心身に異常をきたして、逆にほうたいをゆるめて頭のしめつけを解いてあげると健康に戻ったわけですが、似たようなことは私たち一般の人にも程度の差はあるにしろ日常でひんぱんに起こっているんです。

例えばストレスによる緊張や精神的ショックでのトラウマ、こうした感情や心の乱れは体を強く緊張させます。悲しいことがあると胸の筋肉がキューッと固まって胸がつぶれるような感じや、イライラ怒りがつのりつのって肩や腕が力んでこぶしを握りしめるとか、誰だって人生で一度くらいは体験しているでしょう。

そんなときとっても強く反応してるのは頭と顔、そして首の筋肉なのです。ためしに人生で最悪の体験を思い出してみてください。とたんに顔はゆがんで固まりますよね。こうした感情の乱れから来る筋肉の反応はとかく無意識下で作用するため回避することが難しいのです。

また、私もＢＯＤＹ系のワークを学ぶ前はそうでしたが、世間一般の人は体についての知識が少ないというより、基本的にほとんど無知です。かなり体に無理な姿勢や動きを日常生活でも知らないうちにけっこうやっているんです。

ちょっとやそっと痛くてもそのまま続けてしまうのですね。やっと変なことをやってるのに気がついても、その改善方法ときたら皆無です。せいぜい一時的にちょっとした体操をするくらいなものでしょう。

こんなことが毎日長時間に渡って繰り返されると神経系は、筋肉の異常緊張なのがノーマルだと勘違いしてしまい、その状態をニュートラルと判断してしまうのです。もっと悪い状態になると周囲の筋肉どうしを癒着させて串だんごのようなかたまりになったりもします。

さらにやっかいなのはこうした頭のしめつけが頭蓋骨の下にある硬膜を緊張させてしまうのです。

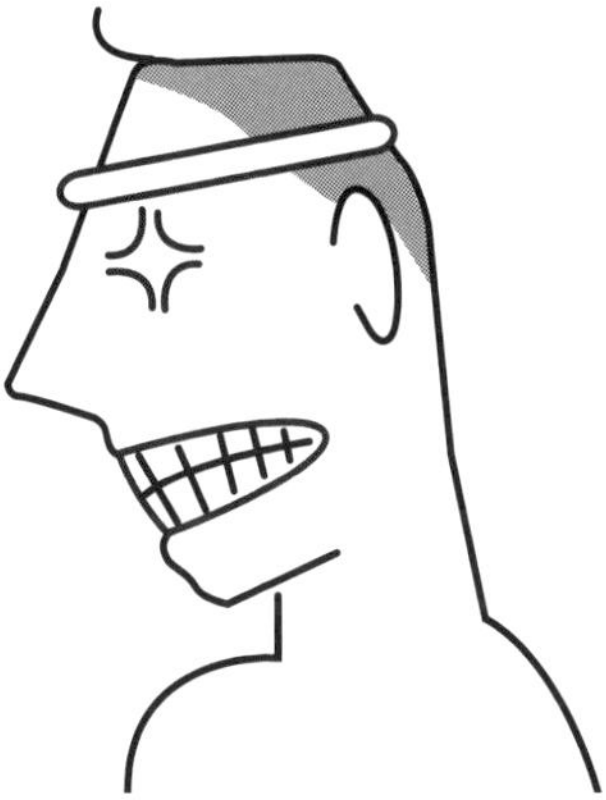

片頭痛は硬膜の緊張が原因と考えられます。こうなると人によってはストレス解消のつもりで歯ぎしりなんかするのがクセになる。

さらには首の関節をボキボキ鳴らしたり、無茶苦茶なストレッチだとか、穴が開くくらいの強いマッサージ、体にとってこんなひどい、まるで拷問のようなことをたくさんやっていたりするわけです。

こういったことが頭蓋骨をしめつけて慢性的に動きを低下させてしまうのです。そうするとサザランドのほうたいしめつけと事実上ほとんど同じことをやってしまっているわけで、実際、頭や首に強い緊張を持っている人は心身の状態も好ましくなくて、とっても不健康なのです。

最近のストレス社会ではこういう人が多くてどこにでも見られます。あなたの周囲にもこめかみをピクピクさせて歯ぎしりしながら頑張ってる人とかいませんか? まさかあなたではないでしょうね……念のためです。いけませんよー。

誤解しないでほしいことは緊張することそのものが悪いというのではありません。ここ一発というときには必勝ハチマキなんかで頭をギュッとしめて緊張させると集中力が上がったりもします。

人によってはバンジージャンプだとかラフティングなどスリルを求めて好んで緊張したりもします。最近ではわざわざ危険な場所に行ったり犯罪スレスレのことをやってネット中継する人がちょくちょくいるみたいです。一歩間違えばお先真っ暗なわけですからアドレナリンが吹き出して、きっと相当なスリルと緊張を楽しんでいるのでしょう。緊張は人生のスパイスですが良い子のみなさんはせいぜいバンジーくらいで止めにしておきましょう。

いずれにしてもこういう緊張状態はせいぜい90分がいいとこで、それを超えると神経系が疲れて身体パフォーマンスは一気に低下してしまいます。カチューシャ女子も思い当たるふしがありませんか？　やはりつけっぱなしはおすすめできませんよね。

だからまず徹底的に頭蓋骨をユルめてしまうのがよいのです。ユルめて本来の整合状態にしてあげれば脳のパフォーマンスはそれだけで高まります。まさに単純明快ですね。

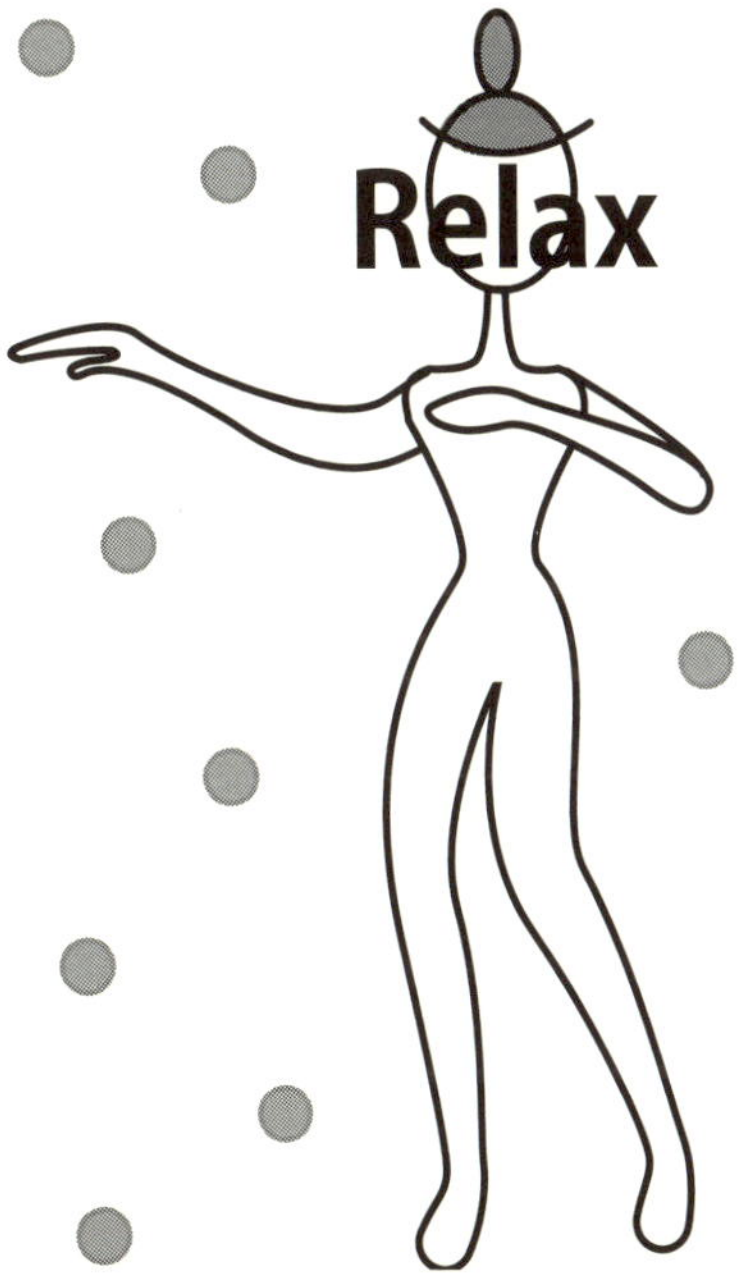

問題は頭と首の緊張が慢性化してしまうと、もはやユルめたくても意志の力ではどうすることもできないということです。

実は私も一昔前は体と心の緊張がたいへん強い、閉ざされた日々を送っていました。当時は自律神経失調症が流行っていたんです。周囲の人から「肩の力を抜いてリラックスして」とか言われるのですが、いっこうにそれができない。できない自分に直面してますます緊張。困った私は恐る恐る「リラックスってどうやってやるんでしょうか……?」なんて聞き返したもんです。

すると「またそんなこと言ってー、どうやるもこうやるもないだろ、だからリラックスだってばさ」なんていう不毛と思えるやりとりをしていました。とても悲しかったです(涙)。せいぜいソファーにふんぞりかえってビール片手にポテトチップスかじりながらレンタルビデオ見るのが関の山でしょうよね。

また、緊張には深呼吸が効くとかいうのをよく耳にしますが、それはちょっとした気分転換にはなるとしても慢性化した緊張が深呼吸で解消できたなんていう人、見たことありません。逆に疲れてしまいます。

そこで意志の力が働かないのでユルめるためには手を使います。

こう言うと頭蓋骨を固めているのは頭と首の緊張なので、その周辺をマッサージをすればよいとか思う人もいるかもしれませんが、通常のマッサージは筋肉を「押す・もむ」という手法なので頭蓋骨をユルめることはできないのです。ユルめるどころか場合によってはますます固めてしまいかねません。適度なマッサージは緊張緩和にとっては良いものではありますが、これからこの本でやろうとしていること、クラニオ・セルフトリートメントは同じ手を使ってやるといっても全く別モノです。一緒にするとうまくいきません。明確に区別する必要があります。

◆ひとくちコラム「空息《くうそく》呼吸法」

うっかり深呼吸について書いてしまいましたが、ここで呼吸は緊張対策に役に立たないと思われては困るので、おすすめの呼吸法をちょっとご紹介します。

実は私もグループでのクラニオのレッスンのときなんかで、熱心な参加者から鋭い視線を浴びせられてついつい緊張してしまうことがあります。だいたいこういうときは両手がふさがっているので瞬間クラニオというわけにもいかず、空息呼吸法をおこなってかわしています。

やり方は簡単。息を吐き出してカラッポの状態で静止すること20秒。苦しくなったら吸い込みます。これを3、4回繰り返すとだんだん落ち着いてきて緊張はだいたいおさまります。

息を止めていると不健康と思う人がいるかもしれませんがそんなことはありません。ヨーガではこれをレーチャカ・クンバカといいます。日本の弓道でも息を止めて体を静止して狙いをさだめます。

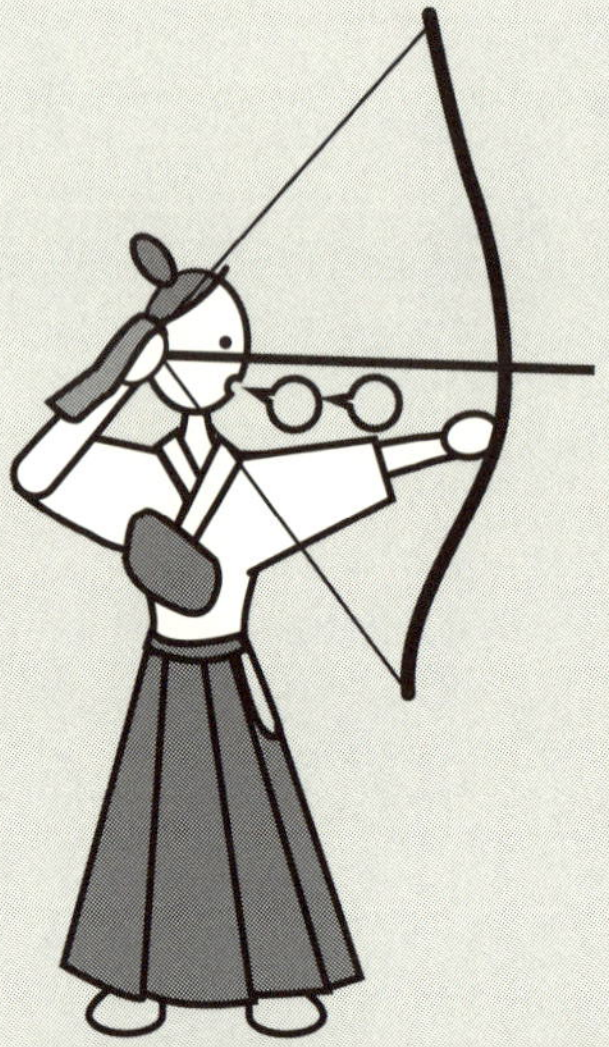

逆に息を吸い込んで止める呼吸法もありますが、こちらは酸素過剰になって興奮するので緊張緩和には向きません。

最近ではたいした運動もしない人が酸素を過剰摂取すると、体内で活性酸素になり老化を早めるという考え方が増えてきています。

酸素量よりも換気量のほうが大切なようです。マラソン選手が酸素の少ない高山トレーニングで持久力を高めるのはまさに逆発想なのです。食べ過ぎ飲み過ぎだけでなく吸い過ぎにも注意しましょう。

頭の構造

それではいったいどうやって頭蓋骨をユルめるのか？

それをやるにはまず頭の構造を理解しておく必要があります。やみくもにやってできるものではありません。視覚的にとらえて理解しましょう。

頭皮

頭でまず一番外側にあるのは頭皮です。当たり前ですが頭皮も背中の皮膚も脚の皮膚も同じ1枚の皮です。ちょうど全身を覆っているウエットスーツのようなものです。

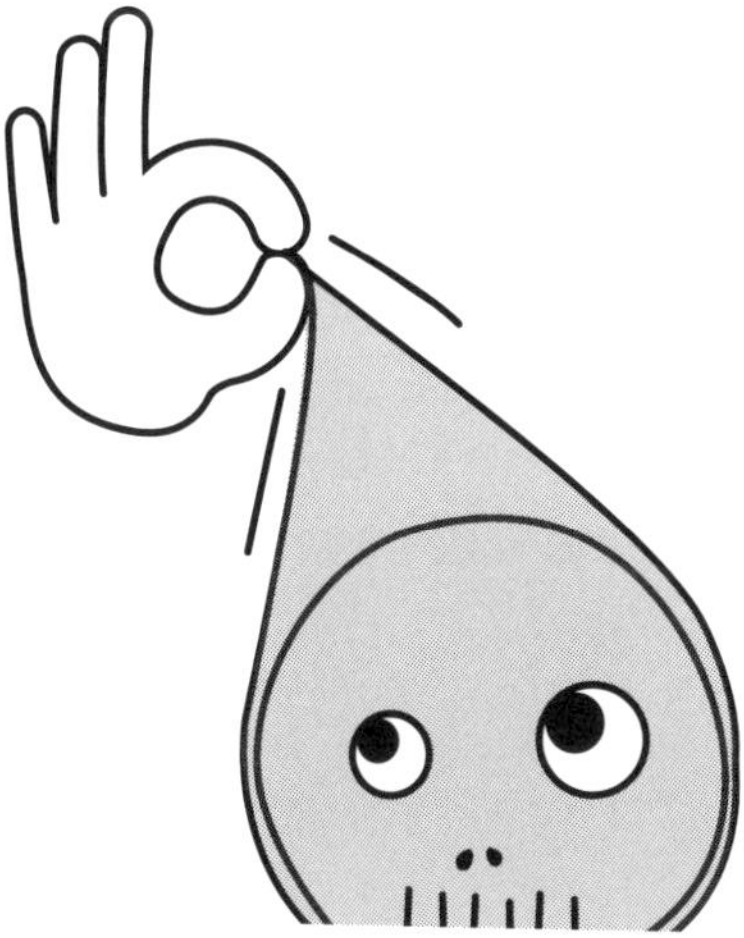

たいへん伸縮性が高くてなめらかに動きます。

以前、テレビのビックリ人間コンテストで指でつまんで引っぱると15センチくらいビョーンと伸びる皮膚の人を見たことがあります。普通はそこまで伸びませんが、やっぱり体の中の他の器官と比べると相当な伸縮性をもっています。

それで体の外側の皮膚ですが、よくよく考えてみると唇から口の中へと続いています。さらに口の中から食道、胃、腸、肛門へとずっと続いているのです。

つまり消化器官は内側の皮膚なのです。クラニオセイクラル・セラピーの施術を受けたことがある人なら、頭を触っている最中にお腹がゴロゴロ鳴り出すことがよくあるのを知っていると思います。それはやはり胃腸も皮膚も1枚でつながっている同じものだからなのです。だから皮膚の操作をおこなえば胃腸の働きも活発になるわけですね。


また皮膚は私たち人間にとって最初にできあがる部分でもあります。受精卵という球体の細胞が私たちのスタート地点ですが、何回か分割を繰り返したあと、まん中にポコンと穴ができるんだそうです。

この穴を原口《げんこう》といって内側が腸で外側が皮膚になります。その後に骨格や筋肉、その他いろいろな器官ができていくのだそうです。だから骨格や筋肉も本当は皮膚の中で漂っているようなものなんです。

こういうのをビル建築やロボットなんかと比べると全く逆の発想になりますね。鉄骨を組み上げてコンクリートを流し込み最後に壁が作られます。内側から外側へ向かって作られるのに対して、私たち人間は外側から内側に向かって作られているのです。SF映画に登場する人間そっくりのアンドロイドもやっぱり皮膚は最後につけられるシーンがありますね。

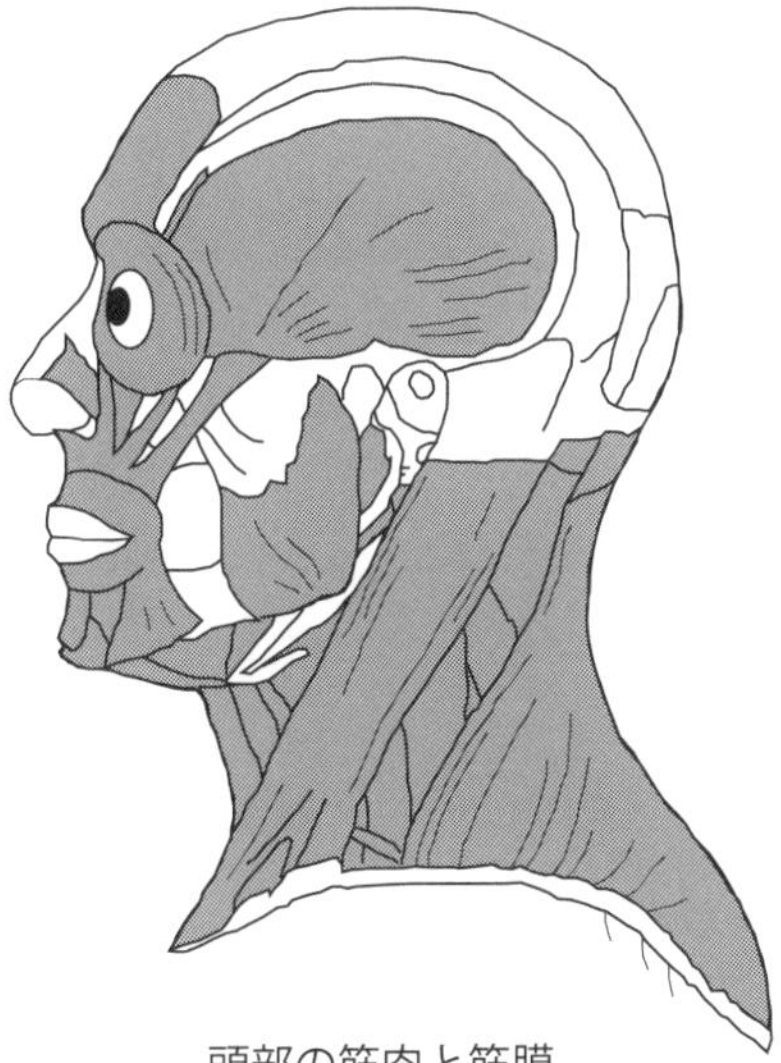

頭部の筋肉と筋膜

筋肉と筋膜

皮膚の下にあるのが筋肉です。顔には表情筋といって感情を表すためのいろんな種類の筋肉がついています。

頭部の両サイドにはアゴを動かす側頭筋、耳の周りには耳介筋《じかいきん》なんていうのがあります。筋肉は感情や思考の変化で反応します。楽しいときはゆるみ、悲しいときには縮みます。

頭と顔の筋肉の緊張は当然、頭蓋骨のしめつけに影響します。嫌なものを見ると顔の筋肉が収縮してゆがんだ表情をつくりますよね。毎日嫌なものばかりが目につくとこれはもう地獄です。ストレスで脳細胞の形までゆがむんだそうです。逆に美しいものを見ると顔はフワッと広がります。笑いが健康に導くというのはうなずけますね。嫌いなものを増やす代わりに、好きなもの好きなことをどんどん増やしましょう。

頭頂には筋肉らしいものは特についていませんが、額から後頭部の筋肉を連結している筋膜が覆っています。帽状腱膜といいます。筋膜は筋肉を包んでいる袋で、いわゆるスジのことです。噛みきれないスジ張った肉を思い出してください。皮膚と違って硬くてあんまり伸縮しません。そして関係する筋肉どうしをつなげて頭からつま先への直線的な流れ、脇腹を通るらせん状の流れ、肩から指先の流れなどいろいろなルートを組織しています。同じルート内にある筋肉どうしが連動して動けるように、異なるルートにある筋肉と区分けしているのです。

ちょうどオレンジの果実を包んでいる袋だとかつなぎソーセージのような感じです。例えば額の前頭筋と背骨の両サイドを通る脊柱起立筋、脚のハムストリングとふくらはぎ、これらは同じ筋膜ルートですが、アゴの筋肉やお尻の筋肉は別の筋膜ルートになります。筋膜は皮膚と違って伸縮性はそれほどありません。だから一ヶ所が固まってしまうと同一ルートの筋膜を引っぱってしまい、頭部にも変なストレッチがかかってしまうのです。

考えようによってはふくらはぎの緊張が頭部の筋膜を引っぱって頭蓋骨のしめつけをさせているなんてこともありうるわけです。

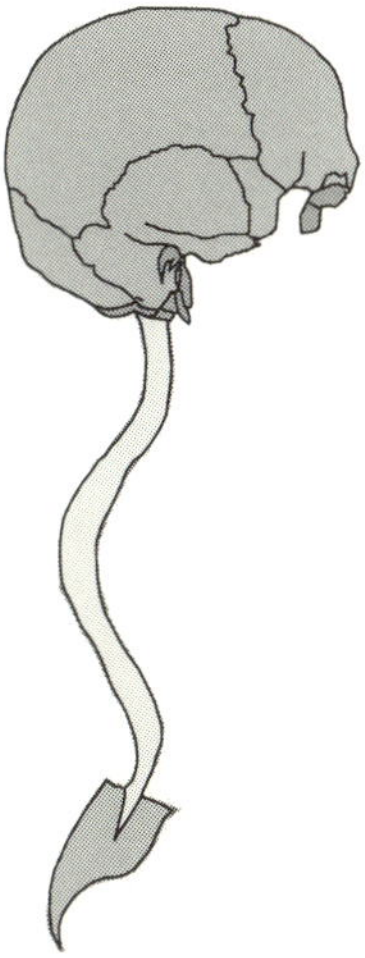

頭骨（硬膜系）

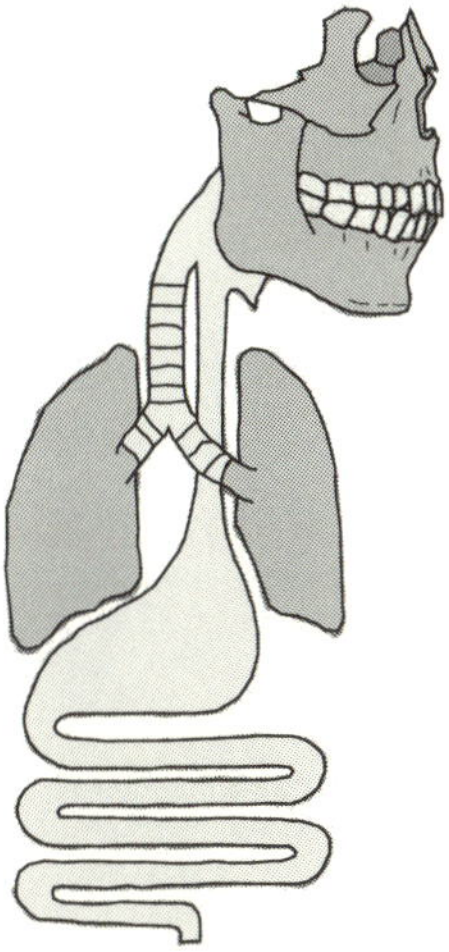

顔面骨（呼吸器消化器系）

そういう伸縮性の少ない筋膜ですが、適度な圧力を加えてゆっくりと動かすと流動的になるという性質があります。それは逆からいうと頭蓋骨をユルめれば全身の筋膜ルートの調整が可能にさえなるということです。クラニオ・セルフトリートメントは手技によりこの流動性を引き出してユルめるテクニックです。

頭蓋骨（頭骨＋顔面骨）

頭皮と筋膜の下にあるのが頭蓋骨です。表面は骨膜で覆われています。体っていうのはいろんな種類のたくさんの膜で覆われていてとっても頑丈に守られているんですね。

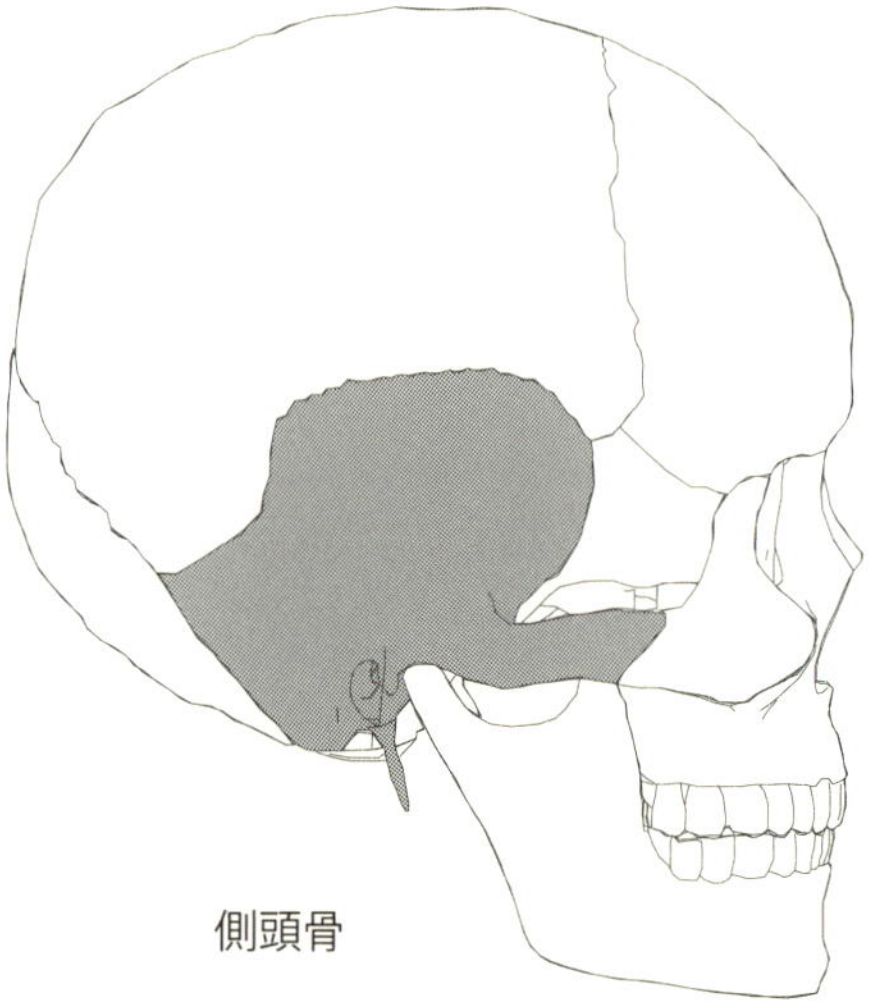

頭蓋骨は頭骨と顔面骨の二つのグループに分かれます。頭骨は脳と脊髄の硬膜系グループ、顔面骨は呼吸器系と消化器系のグループです。全部で28個の骨組みです。（そのうち6個は耳の鼓膜についている骨なのですが、クラニオ・セルフトリートメントでは対象外なので省略します。）

頭骨（硬膜《こうまく》系グループ）

頭骨には8個の骨があって側頭骨2個、後頭骨1個、頭頂骨2個、前頭骨1個、篩骨1個、蝶形骨1個があります。図を見て大まかな形状と周囲の骨との接合部や配置をイメージできるようにしてください。比較的、大きい骨ですのでそんなに難しくはないはずです。

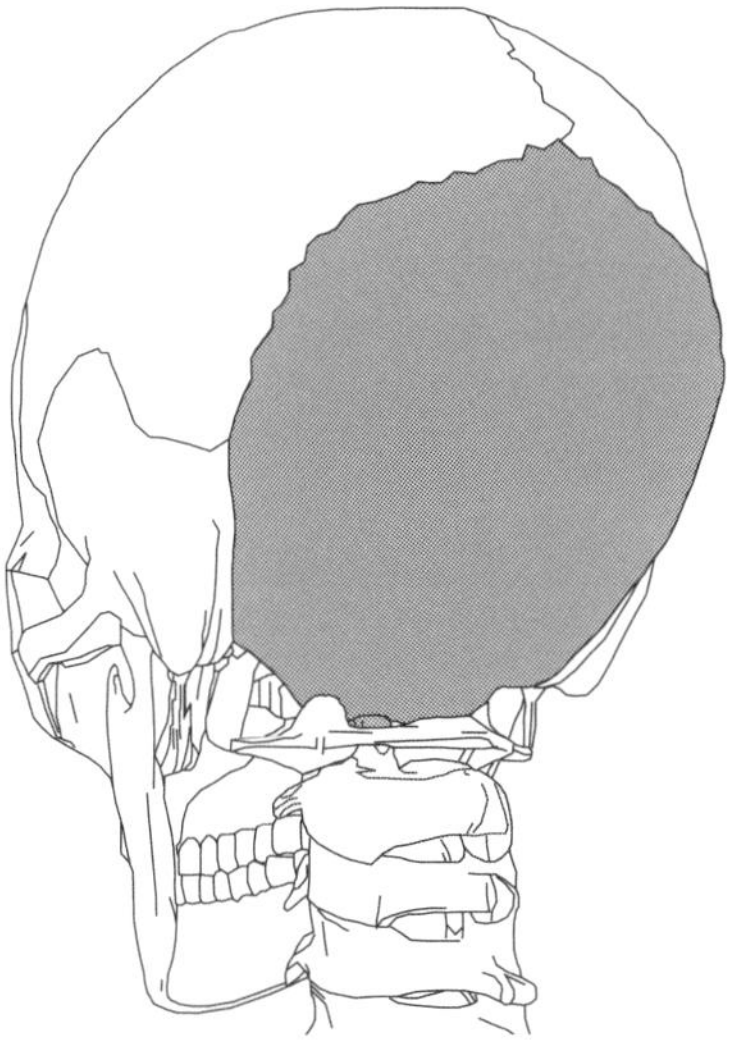

後頭骨とラムダ縫合

①側頭骨

側頭骨は頭の両サイドにひとつずつありま す。耳はこの骨についています。また顎関節もこの骨についています。接合部内側の形状は、図ではちょっと隠れて見えませんがホタテの貝殻みたいです。見方によっては魚のエラのようにも見えますね。

②後頭骨

後頭骨は頭の後ろ側にあって、首と連結している骨です。脊髄の通る大きな穴が開いて、その穴の左右外側に第1頸椎との関節があります。

後頭骨の内側には硬膜の大脳鎌と小脳テントが張りついている十字型の交点があって、右脳と左脳と小脳を区分けしています。また、

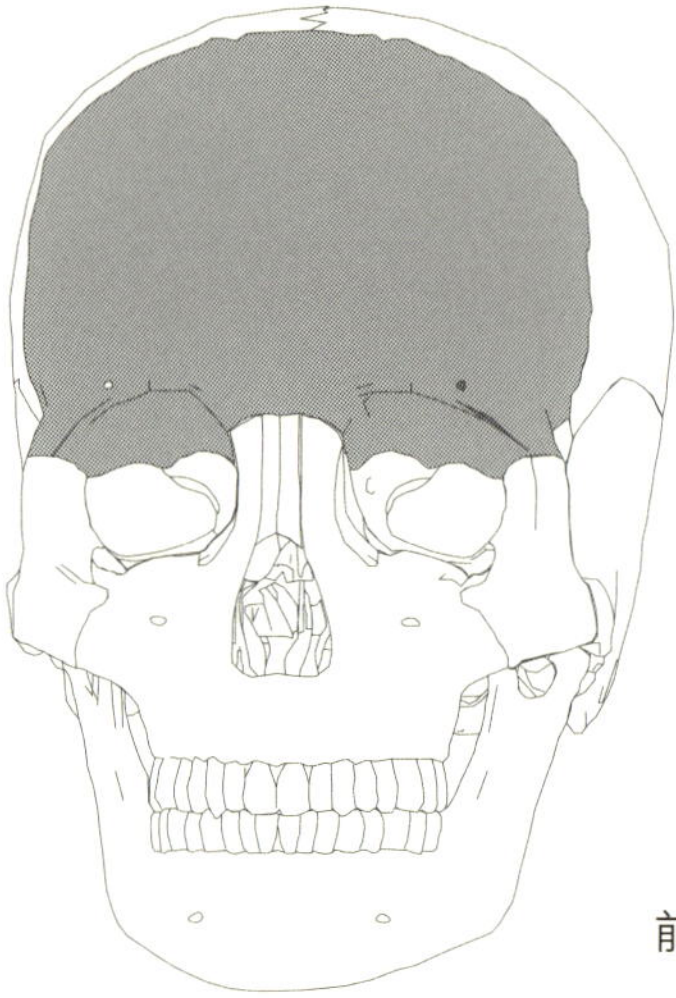

後頭骨と頭頂骨の接合部をラムダ縫合といいます。逆V字の形状なのでラムダなのです。昔は漢字の「人」の形に似ているので人字縫合とも呼ばれていました。

③前頭骨

前頭骨は額の部分です。脳の前頭前野という部分が収まっています。

人間らしさを作っている領域です。骸骨の模型なんかでとりわけ目立つ骨ですね。頭頂骨との接合部をコロナル縫合といいます。コロナルは皆既日食に見られる光輪のことです。

④頭頂骨

頭頂骨は頭のてっぺんにあって左右にひ

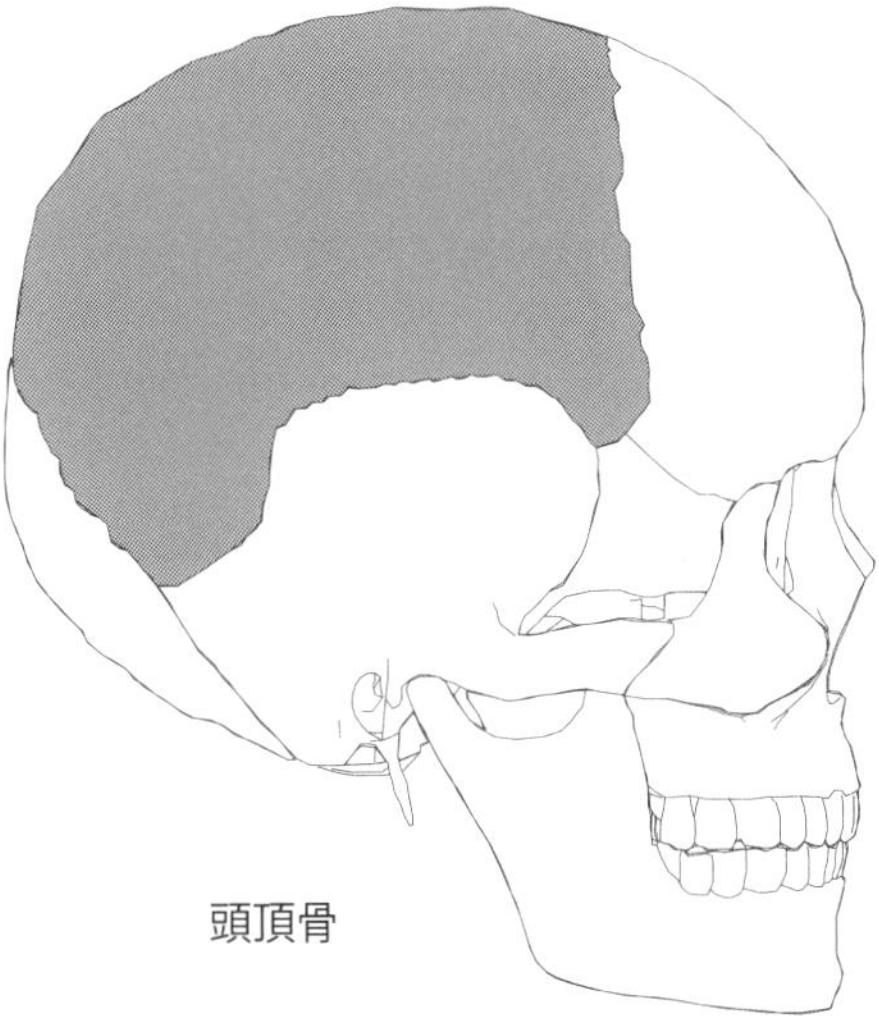

とつずつあります。頭頂の左右の接合部を矢状縫合といいます。上から見ると弓矢のようにも矢印のようにも見えます。（ちょっと想像力を必要としますが）

⑤篩骨《しこつ》

篩骨は「しこつ」と読みます。前頭骨の下にあって頭蓋骨の内側に隠れています。外からは見えません。ちょうど両眼球の間にあって鼻腔の天井になります。大脳鎌という膜の先端が篩骨についていて右脳と左脳を区分けしています。

また嗅覚の神経が鼻腔から篩骨の小さな穴をまるでフルイ（篩と書きます）に掛けられたように通って大脳に直接伸びています。他の脳神経は別の経路で脳に入るので

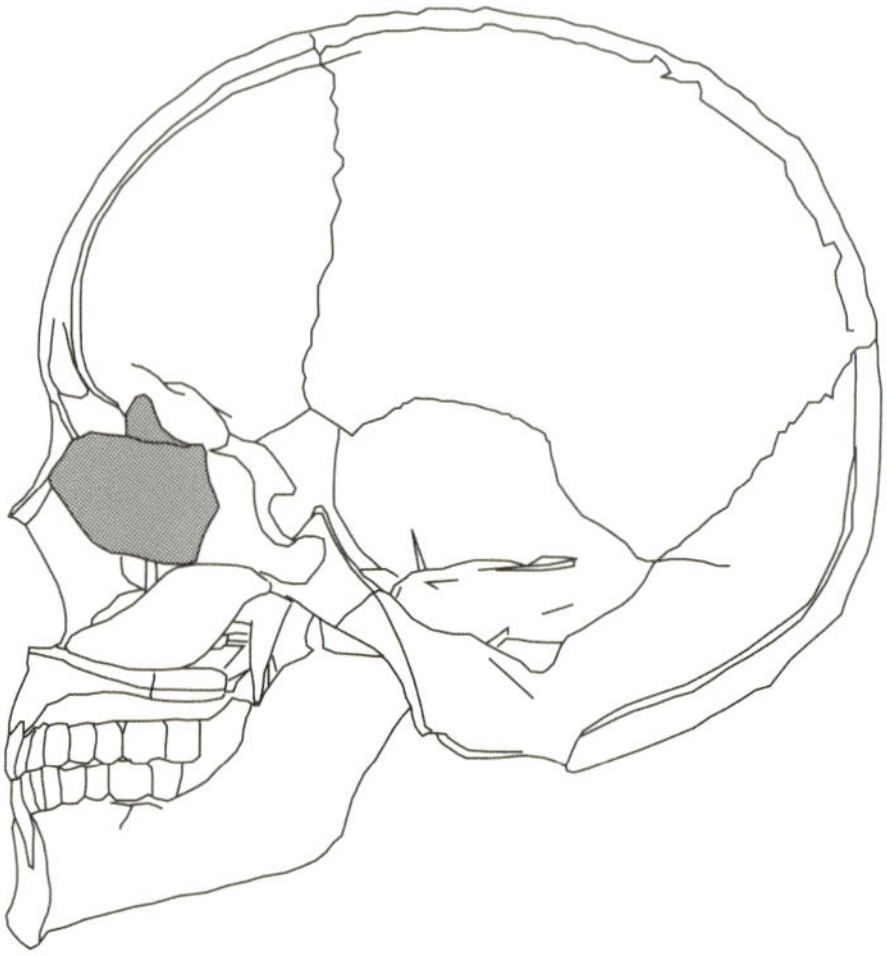

篩骨（鼻の奥で上アゴの上）

すが嗅覚だけは脳に直結です。匂いというのは進化の過程できっと重要だったのでしょう。

⑥蝶形骨《ちょうけいこつ》

蝶形骨は非常に複雑な形状をしています。名前の通り蝶々みたいな形をしています。

こめかみの部分がこの骨です。頭蓋骨の中心にあって脳下垂体だとか視床下部など生命維持に必要な器官が乗っかっています。

プロレス技でアイアンクローというこめかみを握りつぶすのがありましたけど、あれはヤバイです。ジャイアント馬場も苦しくて悲鳴を上げたとか。

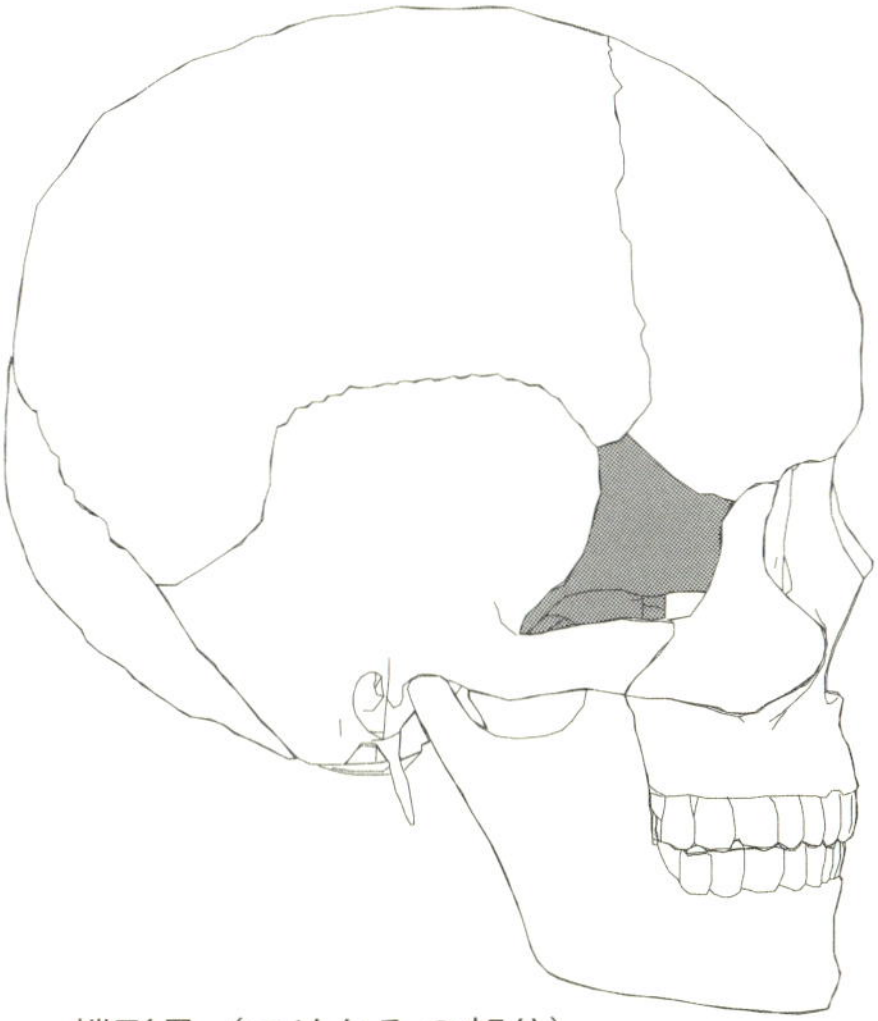

蝶形骨（こめかみの部分）

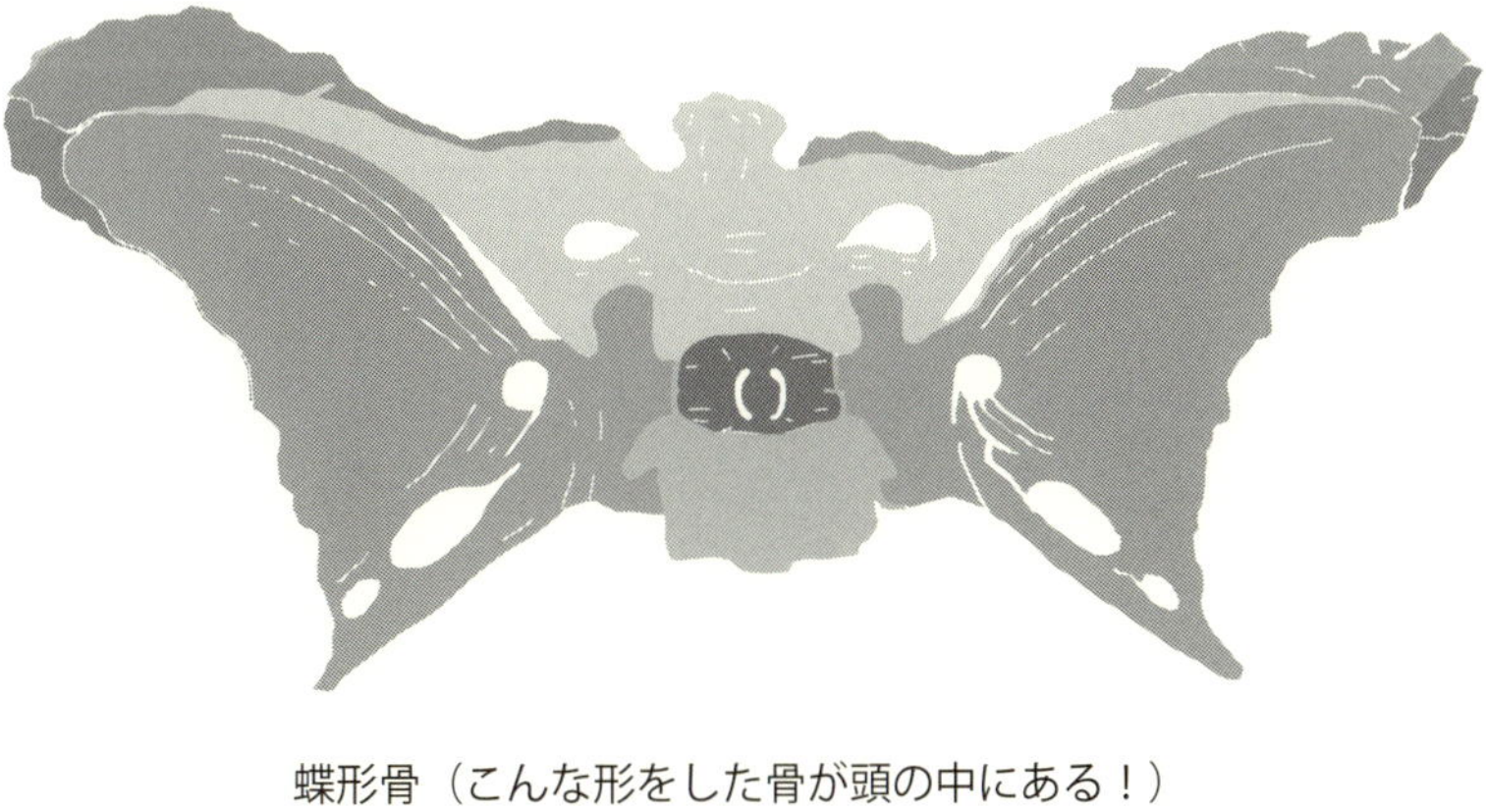

蝶形骨（こんな形をした骨が頭の中にある！）

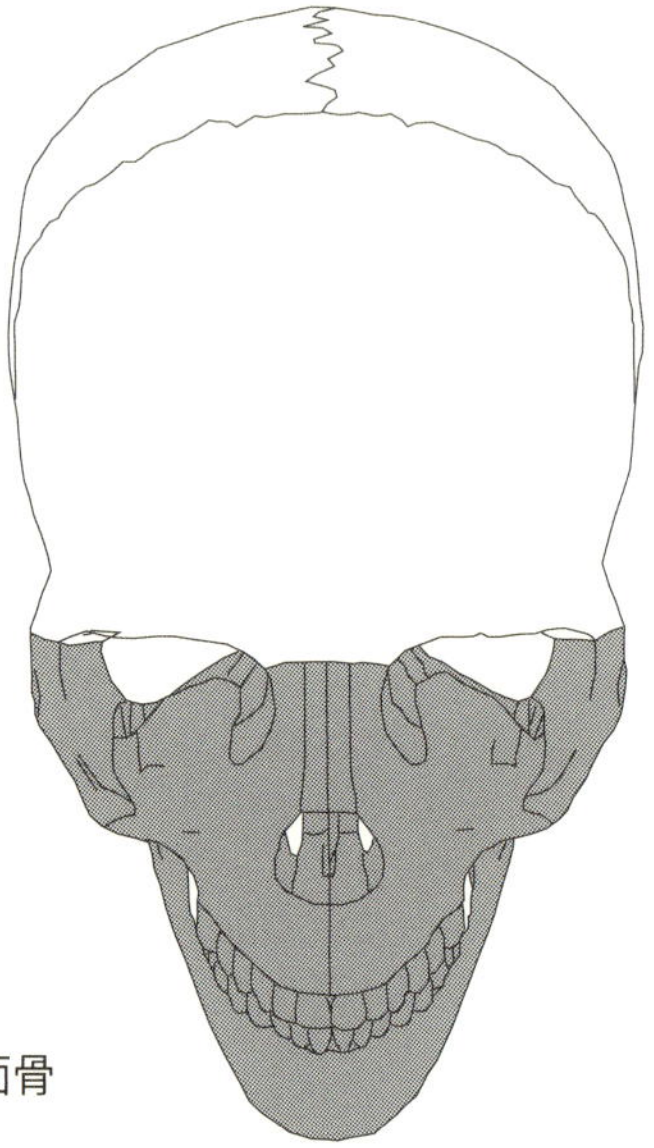

顔面骨

顔面骨（呼吸器と消化器系グループ）

顔面骨には14個の骨があります。頬骨2個、涙骨2個、鼻骨2個、下鼻甲介2個、口蓋骨2個、鋤骨1個、上顎骨2個、下顎骨1個です。

こちらは細かい骨が多くて、ひとつずつ覚えるのはなかなかたいへんかもしれません。最初のうちは全体の大まかなイメージングができればとりあえずよいでしょう。

まあ頬骨2個、鼻骨2個、上顎骨2個くらいは覚えましょう。そう難しくないはずです。これらの骨は前頭骨にアタッチします。

鼻のてっぺんの2個が鼻骨で、目尻の骨が頬骨です。頬骨は側頭骨と蝶形骨に

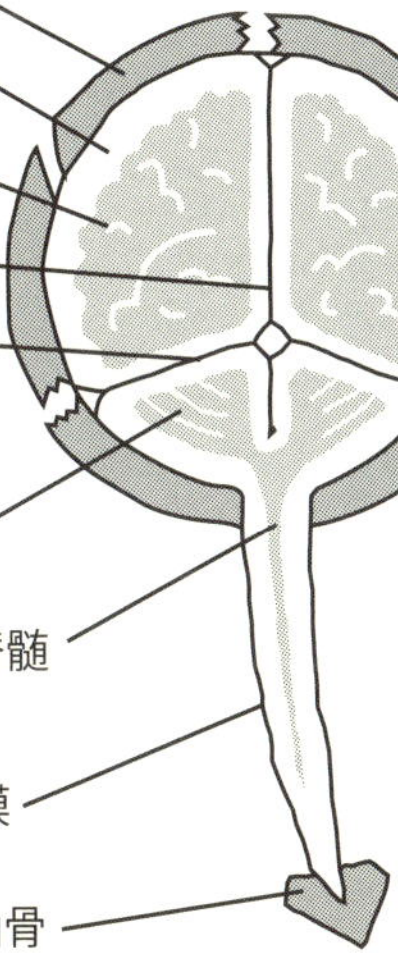

硬膜

もつながっています。上歯の生えているのが上顎骨です。左右にひとつずつあるんですねえ。

まん中に接合部があります。いつも舌で触っている身近な骨ですが、知らないことのほうが多いようです。

硬膜－頭蓋骨の動きの原動力

サザランドをはじめクラニオ研究者たちは何が頭蓋骨を動かしているのか、その原動力について硬膜を中心とした頭蓋仙骨システムの膨張と収縮の運動であると考えました。

硬膜というのは頭蓋骨の下にあって脳と脊髄を包んでいる袋のことです。頭から背骨に沿って仙骨まで伸びていてオタマジャクシのような形状をしています。

硬い膜と書くだけあってやっぱりたいへん硬くて色は真っ白なんだそうです。硬膜の中には脊髄液が満たされていて脳を衝撃や感染から守っています。ちょうど水風船のような感じですね。

ただし硬膜の内側はそこらの風船よりはもうちょっと複雑で右脳と左脳を区切っている大脳鎌、大脳と小脳を区切る小脳テントという二つの膜があります。大脳鎌の先端は篩骨についていて小脳テントの両端は蝶形骨についています。それらは後頭部で交差していて、その部分を支点とした相互の緊張バランスが動きを発生させるわけです。

ところが頭蓋骨のしめつけが起こるとこの相互バランスが崩れて、硬膜の片側に変な内部ストレッチがかかります。脳そのものには痛みを感じる性質はありませんが、硬膜には神経が通っているので痛みを感じます。それが片頭痛の原因の一つと考えています。

頭蓋骨中心部の蝶形骨をユルめると硬膜の変なねじれがとれます。片頭痛持ちの人はぜひともクラニオ・セルフトリートメントをやってもらいたいものです。

硬膜の動きは身体全域に反映されて、膨張と収縮の周期的な運動として現れるので生命活動の根源的な息吹、プライマリーブリージングと呼びます。

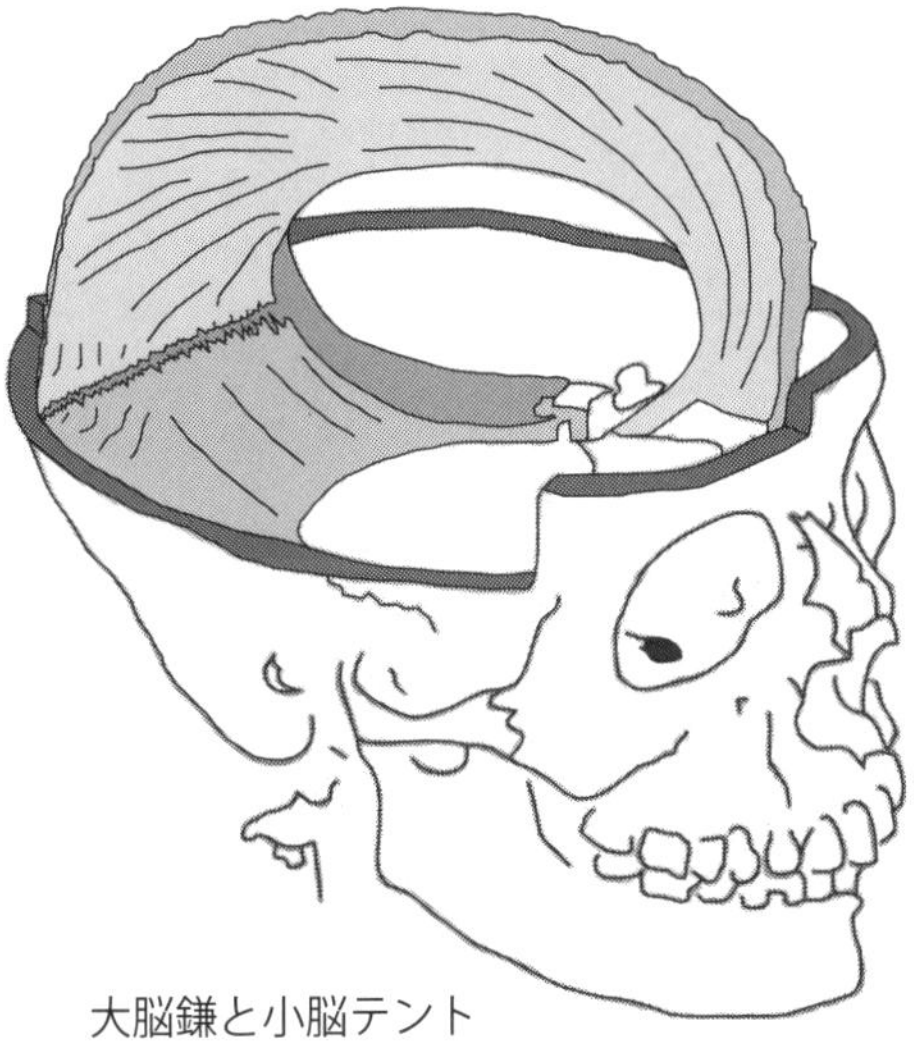

大脳鎌と小脳テント

普段はちょっと見て気がつけるような動きではありませんが、緊急時にはビックリする程の大きい周期的な動きが現れることもまれにあります。

私自身もこの発動を体験したことが過去に何回かあるのですが、筋肉系の動きではない体の内側から起こる、そのダイナミックな動きには本当に驚かされました。

あるクラニオの研究者は、外科手術中にその動きに遭遇して衝撃を受けて、独自に施術法を開発したりもしました。

脳の動作環境

硬膜の下にあるのが脳です。こうして見るとおおざっぱに並べてみても、脳の外側

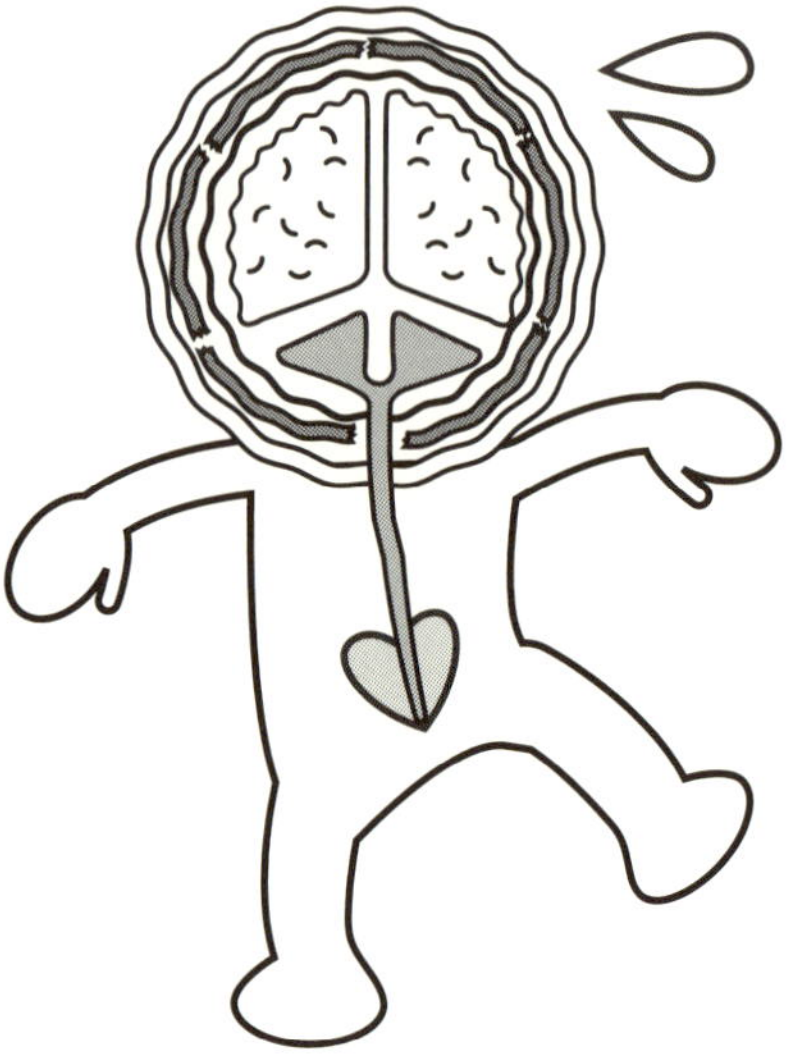

には頭皮、筋膜と筋肉、骨膜、頭骨、硬膜、脊髄液とあって頑丈に守られています。

本当はもっといろんなものが他にもあるのですが、あんまり細やかに説明するとややこしくなってしまうので、クラニオ・セルフトリートメントにとりあえず必要な部分だけにとどめておきます。テクニックが実践的になるにはシンプルにこしたことはありませんからね。

とにかくこうしたものが脳の動作環境となってその働きを左右することになるのです。環境が劣悪化すると思考と行動にたいへんな悪影響をこうむります。これを身をもって体験したのがサザランドでした。体と脳と心はそれぞれ常に関係しあっているので当然といえば当然ですね。

頭をユルめて本来自分の持つ能力や可能性を引き出しましょう。頭蓋骨がユルむと脳ストレスから回避できるので行動意欲、モチベーションが高まります。ドーパミンが大放出されます。頭の回転が速くなり記憶力も向上します。運も良くなります。

第2章

クラニオの操作方法

自分でユルめる頭蓋骨9つの心得

これからいよいよ実践に入りますがテクニック上、守らないといけないことがいくつかあります。うまくユルめるために以下の9つの項目をまず頭に入れてください。

①押しつけたり引っぱったりしない

クラニオ・セルフトリートメントはマッサージやストレッチではありません。強い力で頭を押しつけたり引っぱったりすると頭蓋骨は逆にますます固まってしまいます。

感覚が鈍化している人はそういうことをやりがちですが、場合によっては危険をともないますので絶対にダメです。

また、最初はついつい高い効果を引き出そうとして、慎重におこなっているつもりでも知らないうちに力づくでやっていたなんてこともありがちです。コツをつかむまでゆっくりと時間をかけて練習してください。自分の頭ですからていねいに大切にあつかいましょう。

②両手を使う

頭蓋骨は立体構造なので一ヶ所の変化は全体に影響を与えます。片手ではそれをとらえることはなかなかできませんが、両手だと前面と後面、右面と左面などお互いの関係性を感じとることができるので、さらにそこから深いレベルの解放が可能になります。

また頭皮は一枚で連続的なつながりがあります。一部を動かすと他の領域もそれに追従して動きますので両手を使えば効率よく広げることができます。シーツのしわを広げるのに片手だけよりも両手を使うのと同じことですね。

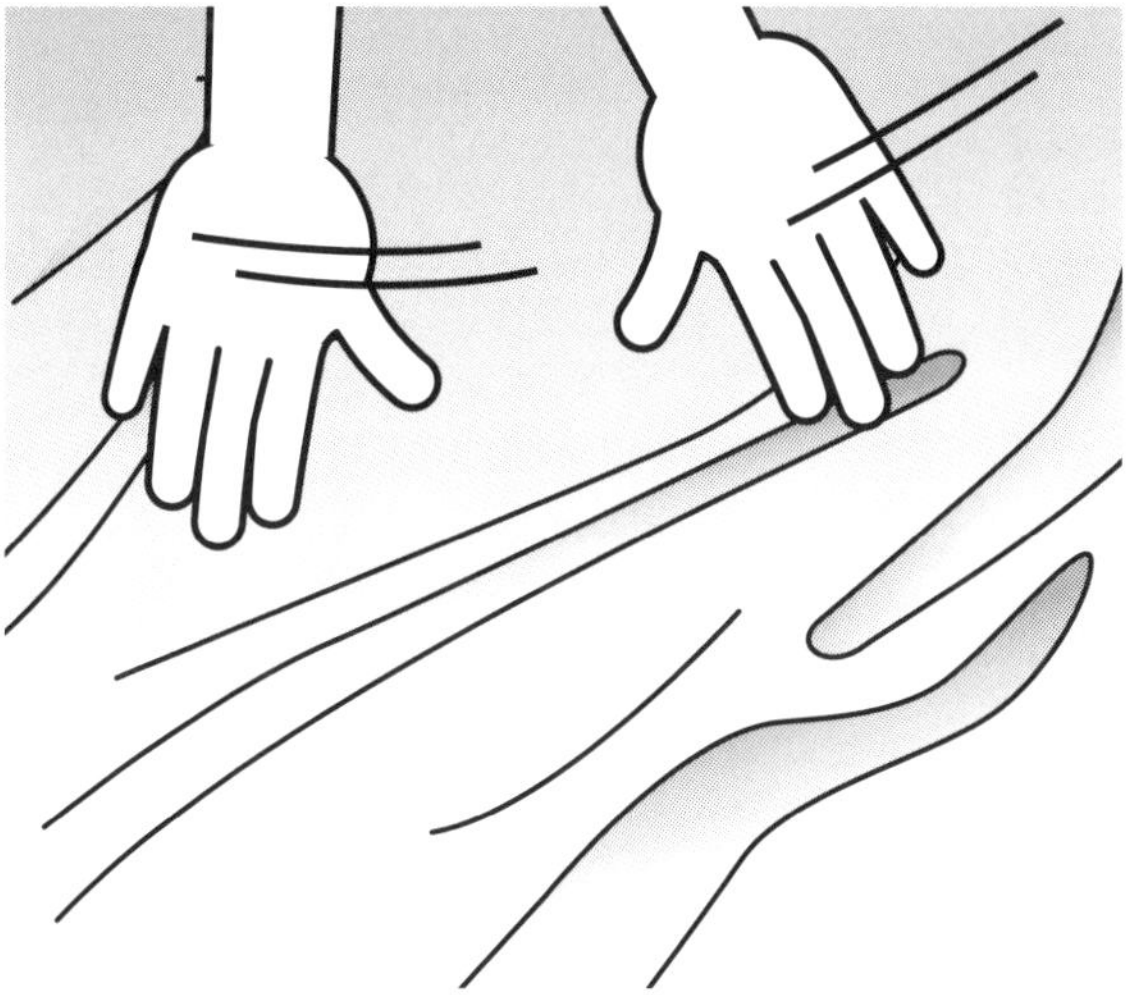

③口を半開きにしておこなう

手で頭蓋骨をユルめている最中に歯ぎしりをしたりアゴを緊張させるとうまくいきません。口を半開きにしてゆったりとした呼吸をしながらおこないます。

④姿勢

姿勢は立った状態、もしくは床かイスに座るかして背中を直立させておこないます。

顔は正面を向きます。操作中に顔が下向きにならないようにしてください。

操作中に姿勢が乱れることは多くの人によくみられます。当分の間は鏡を使って自分の姿をチェックしながらおこなうとよいでしょう。（第3章のクラニオ瞑想だけは、あおむけでおこないます）

⑤操作中に体を動かさない

ユルめながら頭や体をそれに合わせてユラユラ動かしたりグルグル回転させてはいけません。そういう手法は別にあるのですが、失神して倒れたり危険をまねく恐れがあるのでクラニオ・セルフトリートメントではおこないません。

無意識的に動いてしまう場合もありますので、慣れるまではやはり鏡を使ってやってください。

⑥意識を一ヶ所に集中させない

意識をどこか一ヶ所に集中させるとその部分は緊張してしまい良くありません。意識は内側ではなくて外側の空間に向かって大きく広げます。

部屋の中から部屋の外、街全体から日本全体、世界から宇宙へと衛星写真のように自分を外からながめるようにします。こんなことというと難しく思うかもしれませんが、そんなことはなくて、要は身体内部にとらわれないようにしてください。視覚イメージは体の外でおこないます。

⑦他者にやってはいけません

クラニオ・セルフトリートメントは自分自身の気づきを促進して体の感度を高めていく、言うなれば感覚器官への学習です。手で頭をユルめてその変化を感じとりながらおこなうので、自己フィードバックが明確で安全ですが、他者にやるということは勝手がずいぶん異なります。

他者におこなう場合は他にもいろいろやらなければいけないことがあり、またやってはいけないこともたくさんあるのでトレーニングに参加して時間をかけて学習する必要があります。

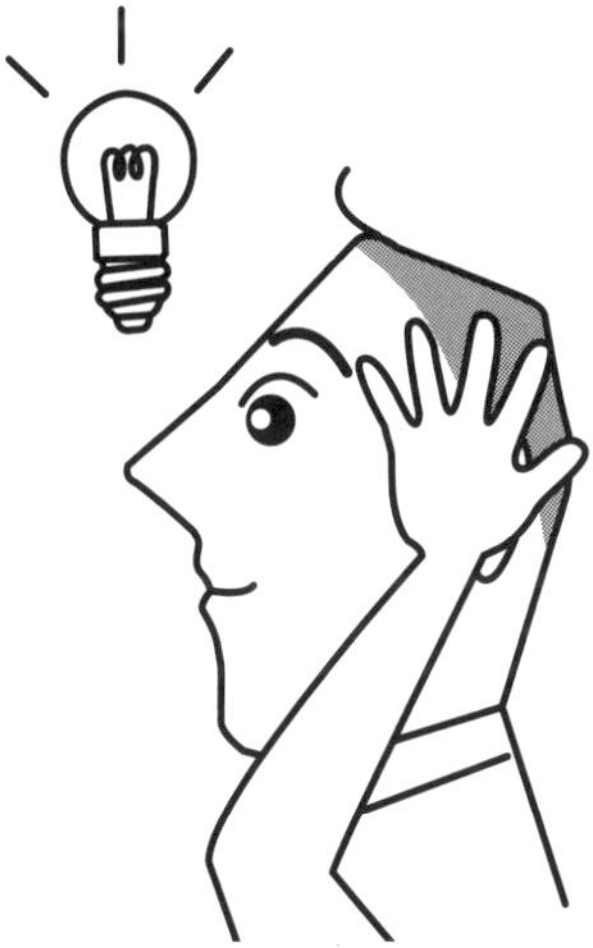

⑧プロセスで生じる反応

身体が変化するプロセスで一時的に変な痛みが出たり気分が悪くなったりする場合があります。これは身体の隠れていた緊張や固まりが表面に浮上してきたからなのですが、あまりにも反応が強い場合はいったん中止してください。正しく操作をおこなってさえいれば危険はありません。

⑨やってはいけない人

クラニオ・セルフトリートメントは軽いタッチでおこない誰にでも手軽にできる自己開発法ですが、いわゆる病気治しとは違います。本書で紹介しているワークは医療行為ではありません。特定の疾患を治療するものではなく、自己の体について学ぶものです。

健康になった結果、病気が治ってしまったというのは十分ありますが、**極端な体調変化をさせてはいけない人や体力が著しく低下している場合**はお控えください。軽く触っただけで痛みや内出血が起こるような人は絶対やってはいけません。

ユルめ方の仕組み

クラニオ・セルフトリートメントの基本操作で注目すべき部分は皮膚と筋膜です。頭蓋骨を解放させるのになんで皮膚なの？と思うかもしれませんが、実は秘密はそこにあるのです。筋肉系アプローチではマッサージやストレッチや体操があります。

私も好きで時々やりますし適度におこなえばリラックスやリフレッシュできます。しかしこれらはほとんどの人がすでにそれなりに経験をしています。ということはもうみんなだいたいどんなことが起こるのか結果を知っているんです。

つまりこれ以上、筋肉系アプローチをおこなっても新しい可能性を見い出すことはそんなにないのです。

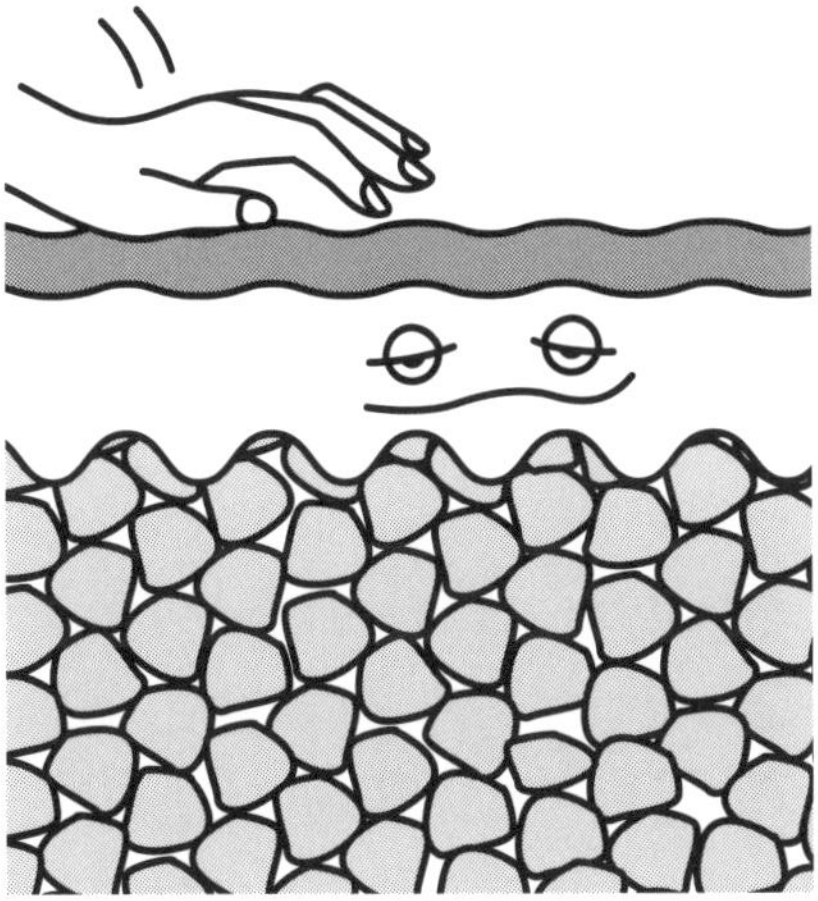

ところが皮膚や筋膜のアプローチというのは一般にはまだなじみがない、だから可能性をたくさん秘めているんです。その可能性こそが頭蓋骨をユルめて自分のパフォーマンスの向上を実現させるのです。

まず皮膚のねじれをとることから始めます。するとその下にある筋膜は皮膚の動きに追従して固まっていた部分がユルみ始めます。筋膜は適度な圧力でゆっくりと動かすと固まっている部分がジェル状にドロドロ溶け出していく性質があるのです。

すると筋膜のネットワーク内の緊張度に変化が起こり、頭や顔のねじれがユルみ始めます。表面のしめつけがなくなってくると、それまで筋膜の緊張によって押さえつけられていた頭蓋骨は、本来あるべき姿に戻ろうとするため自発的に膨張してきます。目に見えるような動きではありませんが、手で触っていると明らかに感じとることができます。

ここで大切なことですが手の操作で頭蓋骨を直接ユルめるということはやってはいけません。かわりに表面をユルめることによって内部をそれに追従させるのです。

ちょうどバネを手でにぎりしめているようなものです。手を開けばバネは弾性によって元の形に戻りますよね。表面をユルませないで内部を直接ユルめることはできません。

バナナの皮をむかないで中身を食べることはできないのと同じ理屈です。頭蓋骨はあくまでも皮膚と筋膜の操作による解放の結果としてユルむものなのです。

やるのではなくて起こるものなんです。この順番は必ず守る必要があります。間違っても頭蓋骨をこじ開けようなどとは思わないでください。失敗します。

皮膚と筋膜のねじれ

ちょっと変な動きや姿勢をしていたらシャツがねじれていたなんてことは時々ありませんか？

シャツが変にねじれてしまうと体がしめつけられて腕が上げにくくなったりとかありますよね。

実は皮膚にもそれと似たようなことが起こっているんです。

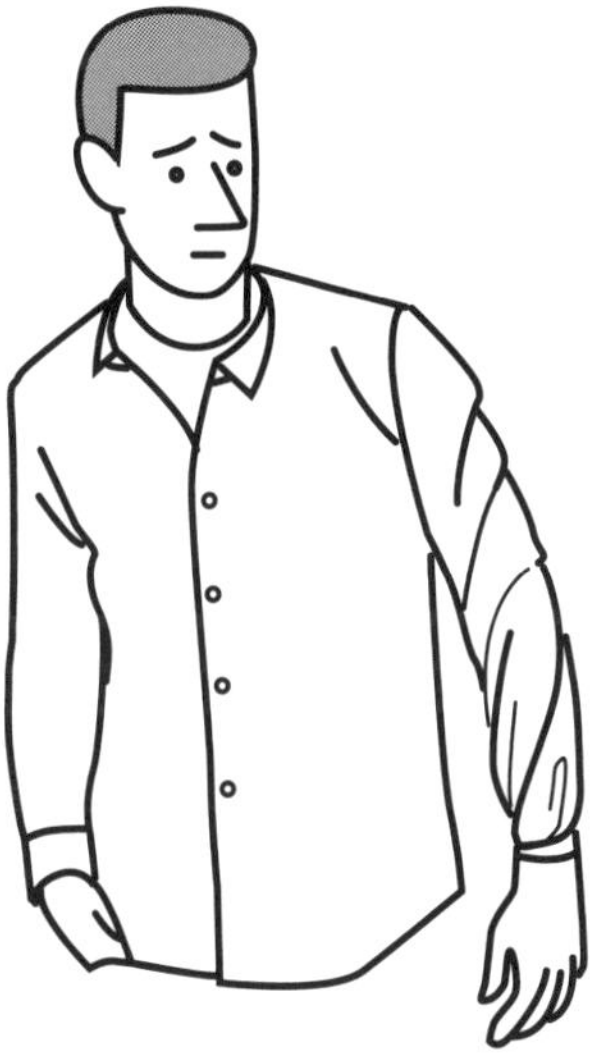

問題なのはシャツのねじれは目に見えますから、ねじれに気がついたら手でしわの部分を動かして元の状態に直しますけど、皮膚がねじれてしまったなんていうことはそもそも知りもしないので、そのままほったらかしにされてしまっているんです。気がつきようがありませんからね。

そんなもんでまたまた変な動きや姿勢をするもんですから、どんどんねじられていって皮膚の下にある筋膜にまで及んでしまいます。

筋膜は皮膚のような伸縮性はありませんからタオルがギューッと絞られたみたくなってしまうん

ですね。

そして筋膜っていうのは何層にも重なっている筋肉の間にあり、しかもいろんな方向に伸びて、頭からつま先や指先につながって全体のレイアウトはなかなか複雑なものなんです。それが災いしてか人によっては目には見えない世にも不思議なねじれ方を作ってしまってることも多々あります。

このねじれが頭皮で発生すると頭はきゅうくつな固いマスクをかぶせられたのと実質同じになるわけです。これでは身動きできません。

だからまず体のスーツである皮膚のねじれをとるのです。頭の皮膚は顔皮膚と頭皮がありま す。顔皮膚も頭皮も途切れのない同じ一枚のスーツですが、解剖学では体をバラバラにパーツ化して別々にあつかうことをよくやります。

でも本来は頭から胴体、手足まで全部いっしょの一枚です。口の中も胃も腸も、鼻の中も耳の中も全部同じ。だから脚や腕の皮膚を引っぱれば頭皮も引っぱられるのです。

もっとも皮膚は伸縮性が高いので、ちょっと引っぱったくらいでは全体のバランスに変化が起こったというのはあんまり気がつかないでしょう。

しかし皮膚の下の筋膜はそういうわけにはいきません。皮膚のねじれが伸縮性をそれほどもたない筋膜に及ぶと、全体の筋膜ネットワークにダイレクトに影響を与えてしまいます。この連続性の理解がクラニオ・セルフトリートメントの操作法でとっても大切なのです。

手と指の感度を高めるセンシティブワーク

手が固まっていると、良い頭蓋操作はできません。手と指の力を抜いて感度を高めるためのセンシティブワークをしてみましょう。

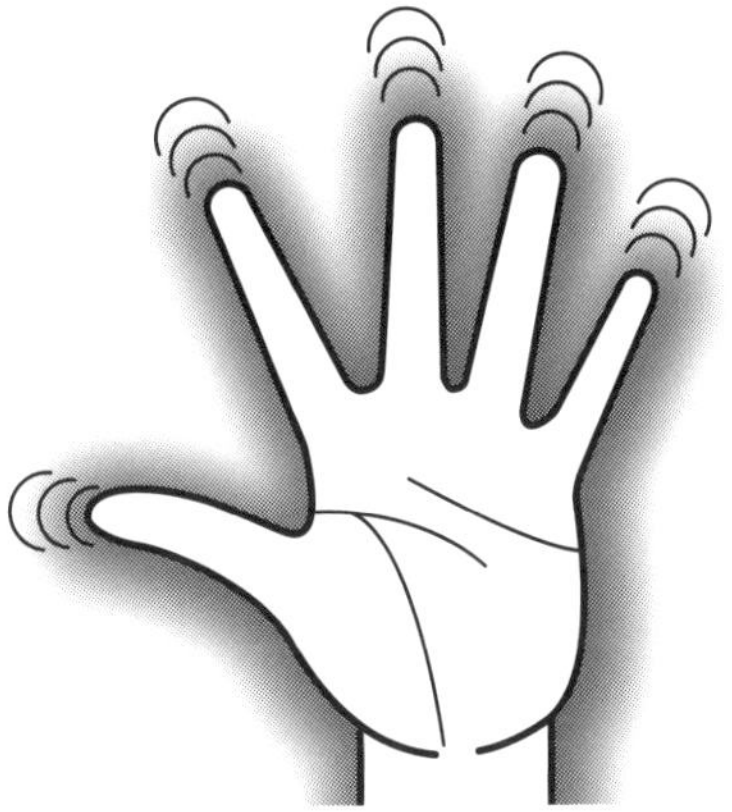

ワーク1

①両手をブラブラゆらしてダランとさせます。
②手のひらを見てください。
③両手に「広がれ」という命令をします。このとき筋肉を働かせてストレッチをしたりしてはいけません。思うだけでよいのです。
④そして親指、人差し指、中指、薬指、小指を1本ずつ順番にこっそり動かしてください。
人にばれないような目に見えないわずかな動き

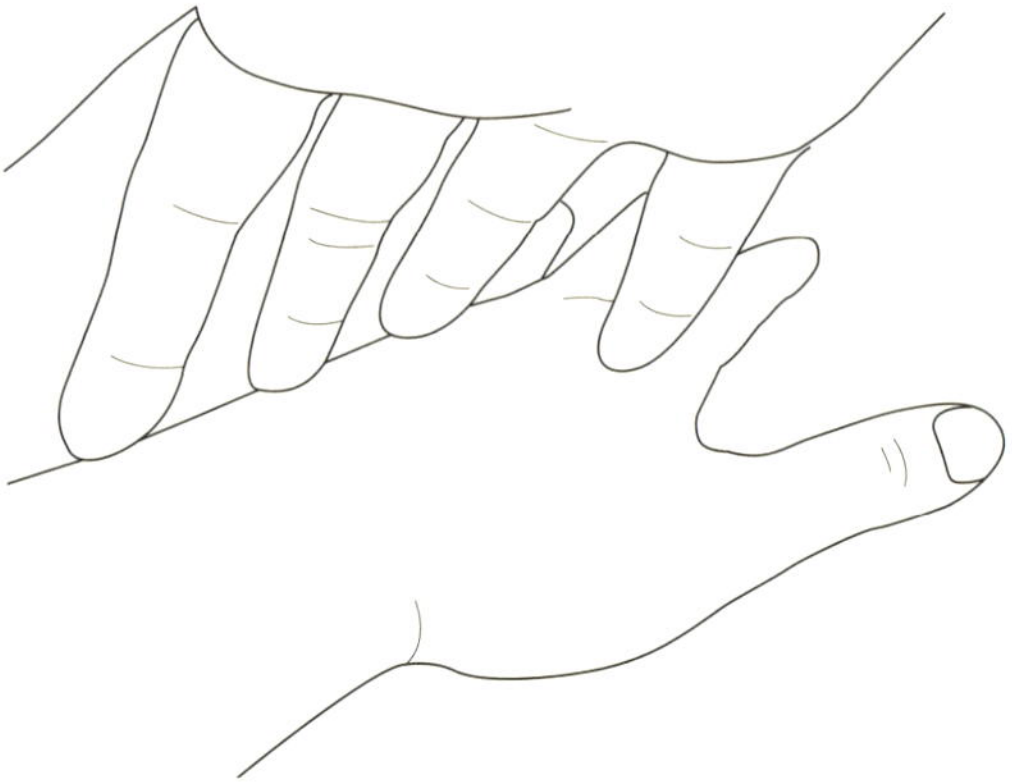

◆ワーク2
左手をテーブルに置き、手の甲に見える静脈の上の皮膚の表面に右手で軽く触れる。ソーッと皮膚を指で動かす。うまくいくと皮膚の表面の動きが見えてくる。

をします。2回ほど繰り返したら動かすのを止めて動くことを思うだけにしてください。

思うだけでもちゃんと筋反応が起こるのがわかりますよね。

⑤ 今度は手の甲を見てください。そして先ほどと同様に親指、人差し指、中指、薬指、小指を1本ずつ順番にこっそり動かして2回繰り返したら最後に思うだけにします。

⑥ 終わったらもう一度両手に「広がれ」という命令を下します。これで完了。

ワーク2

① 左手をテーブルの上に置いてください。

② 手の甲を見ると緑色の静脈が見えますね。

③ 右手の指を左手の静脈の上の皮膚の表面に軽く触れてください。

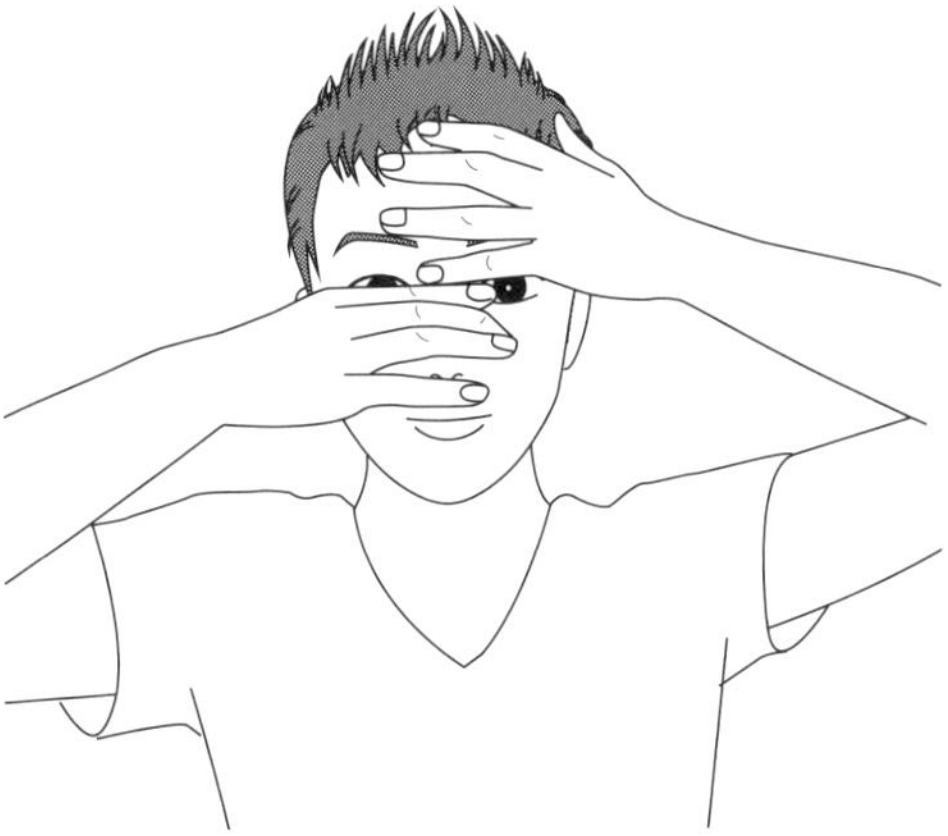

◆基本操作1
左手の人差し指、中指、薬指を額に縦に並べてそっとはりつける。右手の人差し指と中指の第1関節あたりを鼻骨上の皮膚にはりつける。右手と左手を逆方向に、交互にゆっくりと慎重に動かす。動きやすい方向を見つけたら、そちらへ皮膚を導くと、前頭骨と鼻骨の接合部がユルんでくる。

④ ソーッと皮膚を指で動かします。静脈は動かさずに皮膚の薄い表面のみを慎重に動かしてください。静脈が皮膚といっしょに動いてしまったら失敗。圧が強すぎます。うまくいくときれいな半透明の皮膚の表面の動きが見えてきます。

基本操作方法

それではいよいよ顔の皮膚をいじってみましょう。左手の人差し指、中指、薬指を額に縦に並べてそっとはりつけます。薬指を眉毛ラインに沿わせてください。あたかも両面テープで指と額の皮膚の表面同士がくっついているかのようにします。なんだったら本当に両面テープを使ってニュアンスを感じ取るのもよいでしょう。そして右手の人差し指と中指の第1関節あたりを鼻骨上の皮膚にはりつけます。

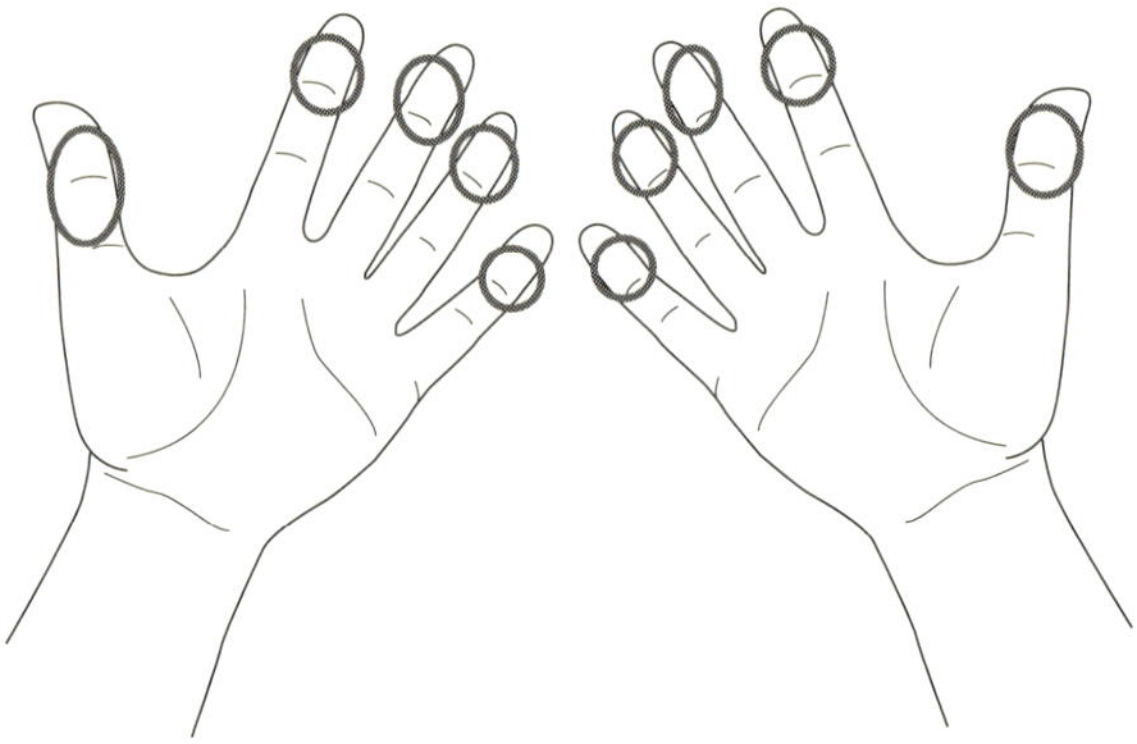

◆指の使い方
指の腹や第1関節あたりを使う。押し付けずに、イモリがガラスにはりつくように。

額の皮膚を左方向、鼻骨上の皮膚を右方向にゆっくりと慎重に移動させます。

次に額皮膚を右方向で鼻骨皮膚が左方向というように左右交互に繰り返すのです。するとどちらか動きやすい方向があるのがわかりますね。そちらが正しい方向です。そっちに皮膚を導くと前頭骨と鼻骨の接合部がユルみ始めます。これが基本操作です。

次に右手の指を右の頬、左手の指を左の頬に置いてください。このときやはり押しつけないで皮膚の表面にはりつけます。

指のはりつける部分は指先ではなくて指の腹と第1関節あたりにします。指の先端を使うと指圧のように押しつけてしまうのでよくありません。

両生類の手、ガラスにはりつくイモリの手のようにやりましょう。皮膚を押しつけてしまうとユルめるどころかますますしめつけてしまうことになってしまいますの

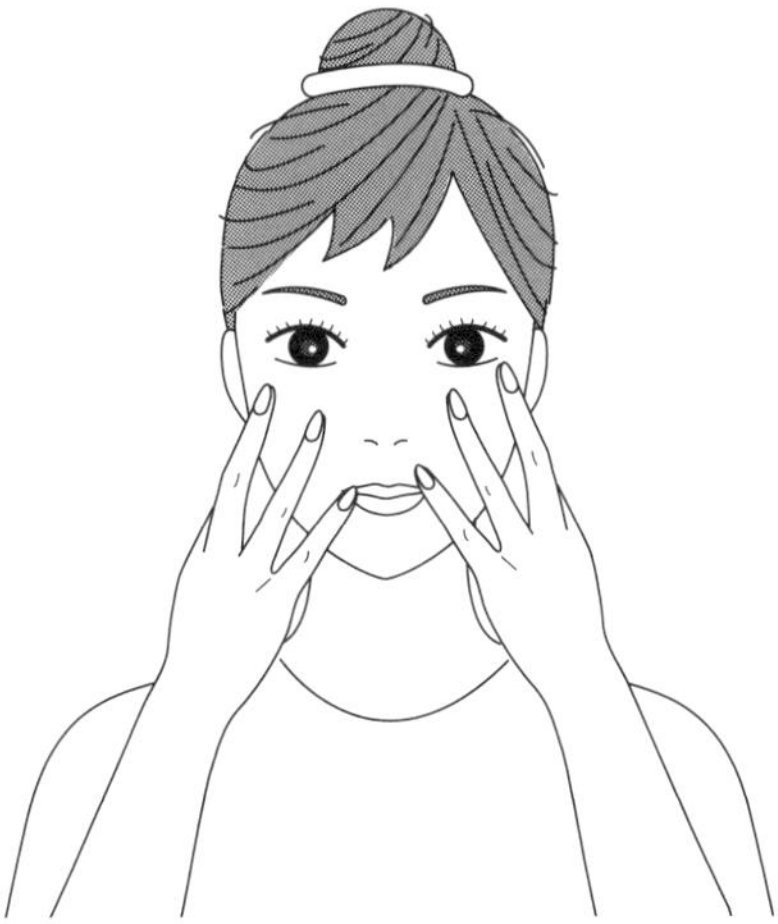

◆基本操作2
右手の指を右の頬、左手の指を左の頬に置く。両手を同方向に、右、左とゆっくり動かす。どちらが動きやすいかを観察しつつ、さらに上下、斜めと方向を変化させていく。
動きやすい方向へ導くことによって〝皮膚のねじれ〟がとれていく。

で注意してください。

頬の皮膚にはりつけた両方の指をそっと右方向に移動してみましょう。皮膚も一緒に右方向に移動しますよね。次にそっと左方向に移動します。これをゆっくりとていねいに繰り返してください。

指と皮膚の接触圧は軽くソーッとなのですが、こういう言葉での強弱表現は読む人によってまちまちなので本当のところ実技指導を受けてもらいたいのですが、自分でなんとか試行錯誤であれこれやってください。

この感覚は例えて言うと砂の上に敷いたサランラップを動かす感じです。サランラップを動かしたときに砂に指の跡がついたら圧は強すぎです。

他の例えでは水の表面をなでる感じ。コップに水を入れてそっと指を水面から持ち上げると、1ミリくらいだったら水は指にはりついて膨張しますよね。（ちなみに定規を使って測定してみたところ3ミリ程度はくっついてきました）体のおよそ80パーセントは水分なので、この例えはまさにしっくりくるのです。

このようなイメージを働かせて皮膚の操作をおこなうと、徐々に動きの幅は大きくなって少しずつ広がっていきます。


急がないでゆっくりと動かしながら皮膚の質感を観察してください。すると右方向と左方向に移動するとき、それぞれ動きやすい方向と動きにくい方向があるのに気がつきませんか？また広がりやすい方向と広がりにくい方向があるのにも感じられるはずです。動きにくい方向はなにかの抵抗感がありますよね。なぜ左右で動き方が違うのでしょうか？

これが皮膚のねじれです。

この皮膚の動きをゆっくりとていねいに繰り返しながら、左右の方向性から上下や斜めなど違う方向に変えてみましょう。

サランラップのような薄い膜を引き伸ばすようにそっと動かしてください。そして抵抗の少ないなめらかに動く方向を探してそちらに動かしてください。

小川の水をどうやったらすみやかに海まで流すことができるか？

流れやすいルートに導いてあげればよいのです。

この作業を繰り返していると、どんどん皮膚の動く幅は大きくなっているのに気がつきます。指をはりつけている部分だけではなくて、顔のいろんなところに一枚の皮膚の連続的な広がりを感じとります。

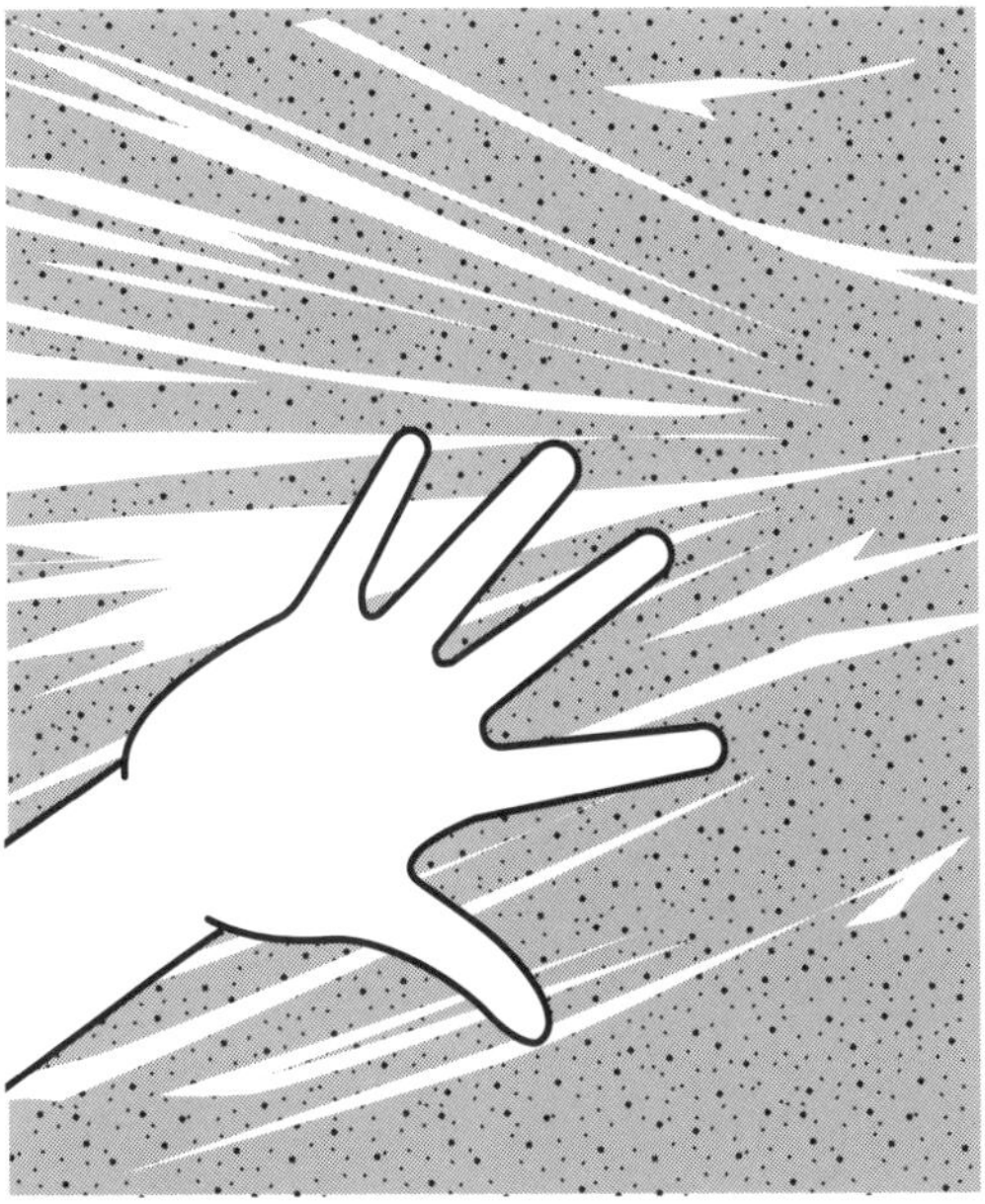

指の動きはもはや左右対称ではなくなっていて円を描いたり、ヌルヌルドロドロ生き物のように皮膚が動きだすのがわかるでしょう。昔、スライムというおもちゃが流行りましたがあんな感覚です。

指はこうした皮膚の動きの波の上で、まるでサーフィンでもしているような感じになっているかもしれません。このとき皮膚の下の筋膜も皮膚の動きに追従して動きだしています。筋膜が皮膚と一緒に動きだすと顔全体の筋膜ネットワークの緊張度が変化してユルみ始めます。これがクラニオ・セルフトリートメントの基本操作方法です。これから先のテクニックは全てこの操作方法の延長です。何度もやってその感覚になじんでください。

まずは顔表面からユルめてみる

それでは前述の基本操作をおこなって、皮膚から筋膜に働きかけて顔の各部のねじれや緊張をユルめていきましょう。

顔には表情筋といって感情を表すいろんな種類の筋肉がついています。不幸そうな顔をしている人は表情筋の筋膜がねじれていますので、どんどんユルめて本来のあるべき姿、明るいスマイルに戻りましょう。

各筋肉を包んでつなげているのが筋膜ですから、どこに何の筋肉があるのかおよその配置は視覚イメージとして頭に入っている必要があります。マッサージのように直接筋肉をもみほぐしたりするものではないので、そんなに正確になる必要はありませんが、だからといって全く知らないままでおこなうとこれまた何をやっているんだかわけがわからなくなってしまいますので、図を見てだいたいの配置をイメージできるようにしてください。

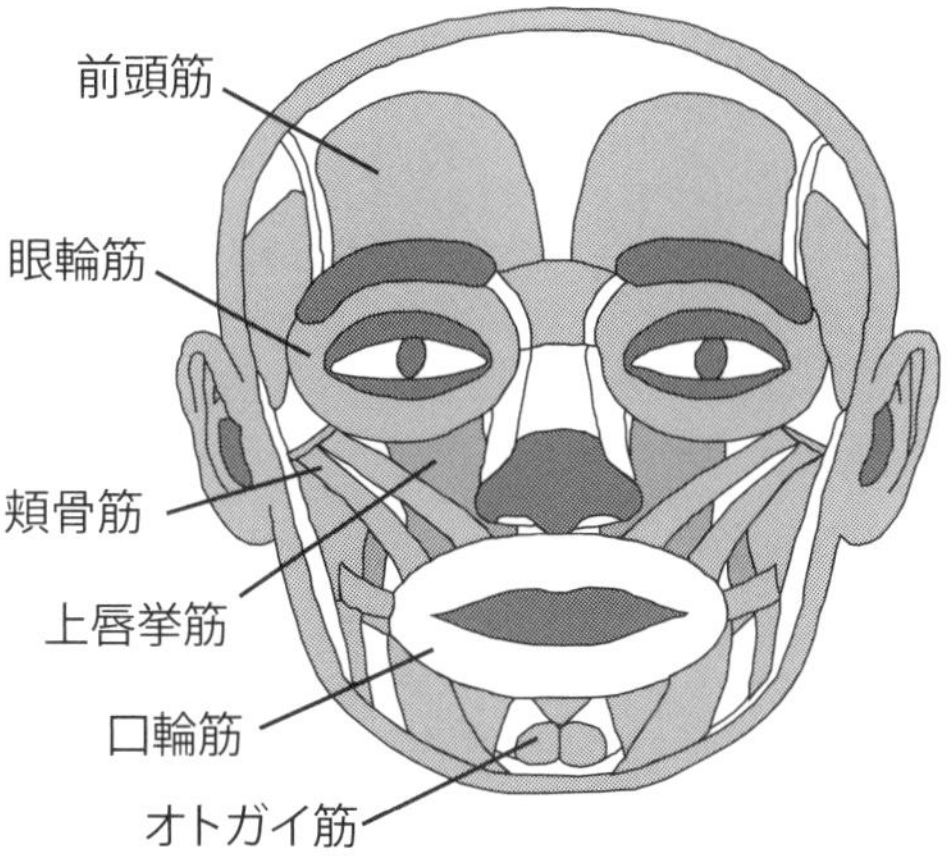

表情筋

ここで操作中、自分でやっていて果たしてこれで良いのか間違っているのか疑問に感じる人もいると思います。本から学ぶときに一番難しいのはこうした判断基準かもしれませんね。

正誤の判断としては、とりあえずやっていて気持ちよさがでればＯＫです。ただし気持ちよさといってもいろいろタイプがあるわけですが、ここではうっとりとしたフワーッと解き放たれるようなのを指します。グイグイ押して「キャーこのツボ効くうー！」というやつではありません。痛みを感じる場合は完全に間違ったことをやっています。こういうのはクラニオ・セルフトリートメントでは厳禁です。

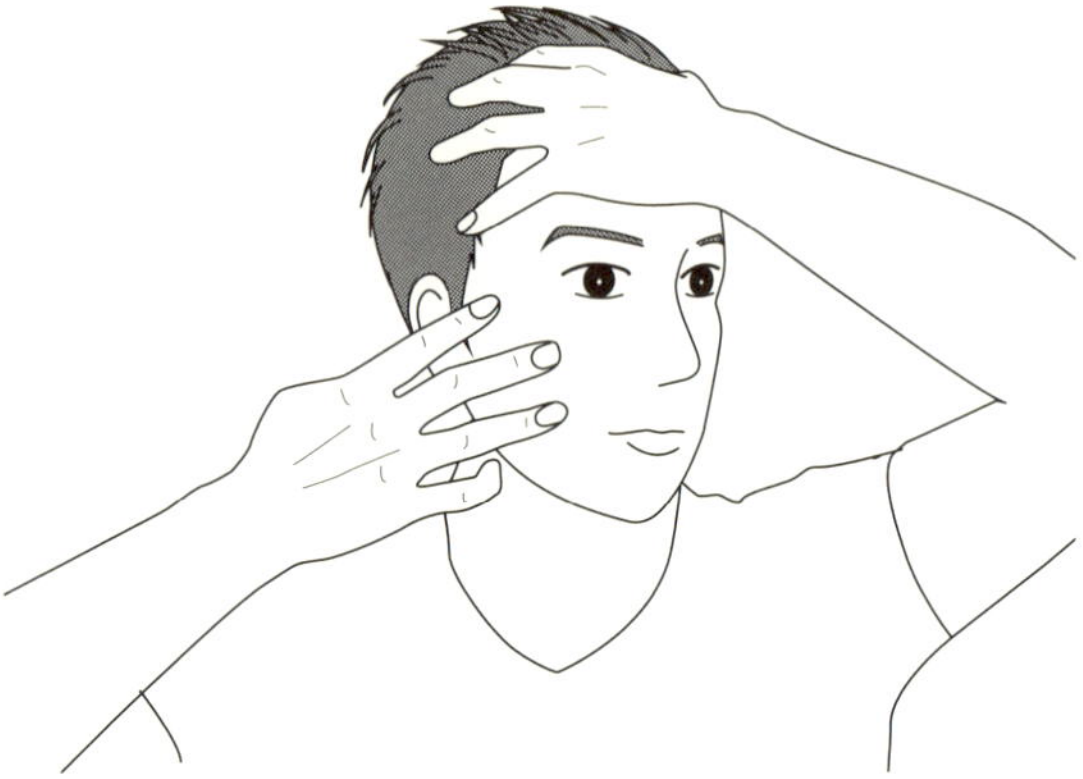

◆目元と額
左手の４本の指を軽く開いて額の右側にはりつけ、右手の４本の指も開き気味に右の頬にはりつける。軽くゆっくりと動かし、動きやすい方向を見つける。

目元と額

目の周りには眼輪筋、額にあるのが前頭筋です。とりあえず右側からやってみましょう。左手の４本の指を軽く開いて額の右側にはりつけます。右手の４本の指もやはり開き気味に右のほっぺたにはりつけます。押しつけてはいけませんよ。軽く触れてあたかも両面テープではりついているようにやります。

そして皮膚の表面のまた表面のような繊細さでそっと動かしてみましょう。サランラップのような薄いシートを動かすような感じです。ゆっくりと慎重におこなってください。

早く動かすとストレッチみたくなってしまい皮膚はユルみません。そーっとやるととってもなめらかに動きますよ。いろんな方向に動かして動きやすい方向を探します。見つかるとスーッと皮膚は広がっていきます。

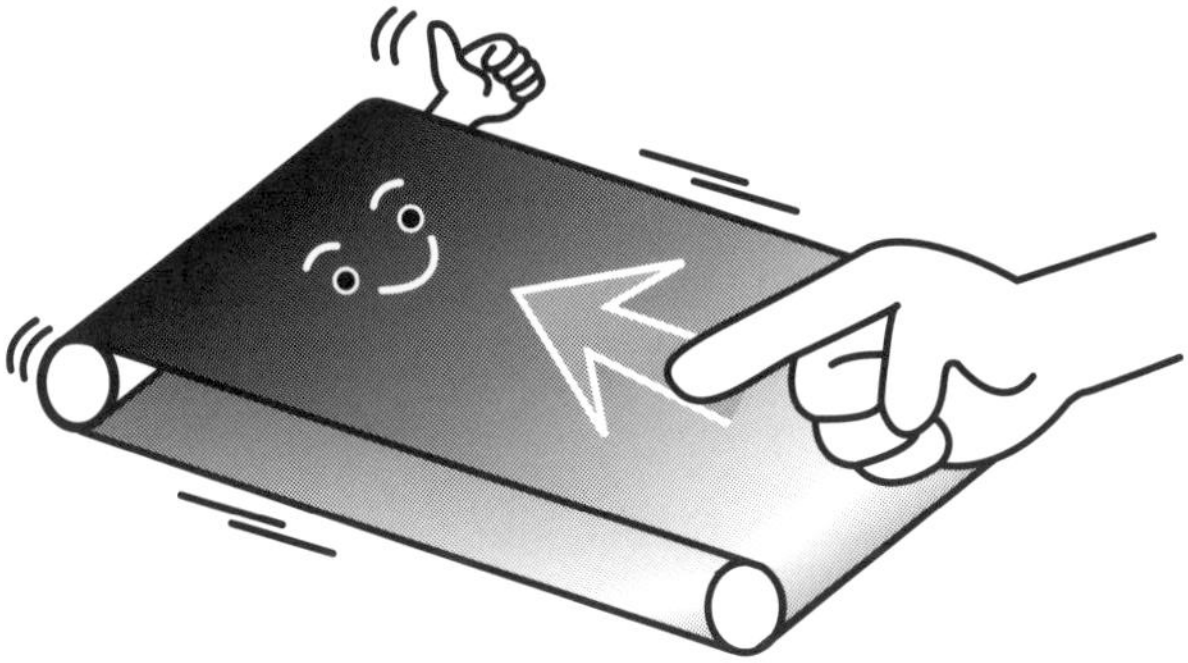

このように皮膚が広がるとその下の筋膜もユルみ始めます。筋膜もユルみだすと指で広げているはずなのが逆に皮膚に指が動かされている……そんなニュアンスになっていきます。これが皮膚と筋膜の流動性です。

さらに方向を探っていくとまだまだ広がっていくのです。顔の右半分と左半分を比べてみてください。自分の顔じゃなくなったみたいでしょ？　笑っちゃいますよね。そっと触るとこんなに簡単にユルむんです。

逆に強く引っぱれば引っぱるほど皮膚と筋膜は嫌がって固まってしまうんです。ところが多くの人は何事も力をこめてやらなければ変わらないと思いこんでいるので、ついつい強引にグイグイやってしまうんです。クセというのは怖いですね。

これだけ言ってもまだ引っぱり続ける人がいるものです。そーっとユルめた顔の右半分は実にフレッシュで清々しい感じがするでしょ。

それでは同じことを左側でもやってみてください。私の場合は左手4本の指で左の額、右手4本の指で左の頬にはりつけますが、みなそれぞれ利き手がありますのでやりやすい手を使ってください。

守らないといけないルールは、そーっと皮膚の表面をゆっくりと動かして動きやすい方向に導いてあげること。コチョコチョ動かすのではなくて、シーツのしわを広げるように大きな動きにしてください。

マッサージに慣れている人は動きにくい方向をなんとかしようと思うかもしれませんが、そちらの方向にもっていくと皮膚のねじれは取れません。固く絞られたタオルをますますねじってしまうようなものです。いけません。

鼻と口元

鼻にはいろんな筋肉がついています。

ここではまず皮膚の流動性を感じ取るのが目的なので、左手の指を先ほどと同じようにやはり左の頬にはりつけましょう。このあたりには難しい名前をした上唇挙筋《じょうしんきょきん》があります。右手指先は左側の口元の口輪筋にはりつけます。

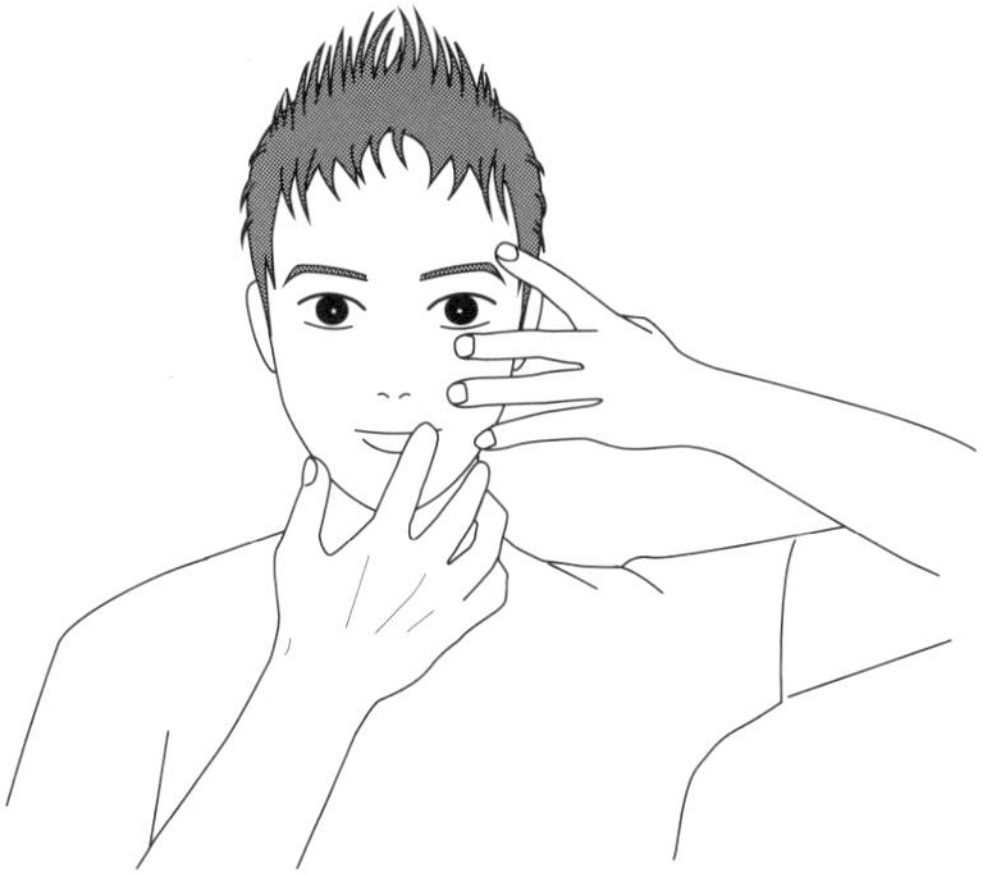

◆鼻と口元
左手の４本の指を軽く開いて左の頬にはりつけ、右手指先を左側口元の口輪筋にはりつける。動きやすい方向を見つけ、広げてやると鼻の通りがよくなってくる。

これらの筋肉は嫌なものを見ると収縮します。買ったばかりの白いシャツにケチャップをたらしてしまった……こんなときに強く作用します。

ゆっくりとそーっと動かして広がる方向性を探求して追いかけてください。うまく広がらなければ指のはりつけ位置を変えます。このあたりが広がると鼻の通りがよくなります。表情も豊かになって明るい笑顔も出るようになります。

右側も同じように広げてください。

顎関節《がくかんせつ》

左手人差し指、中指、薬指を耳の穴より少し前方にある左顎関節にはりつけて左手親指を左アゴのエラにはりつけます。

同様に右側は右手の3本の指を右顎関節、右手親指を右アゴのエラにはりつける。これまでとや

◆顎関節
人差し指、中指、薬指を耳の穴より少し前方にある顎関節にはりつけ、親指をアゴのエラにはりつける。動きやすい方向を見つけ、ユルめてやると顎関節の動きが軽くなってくる。

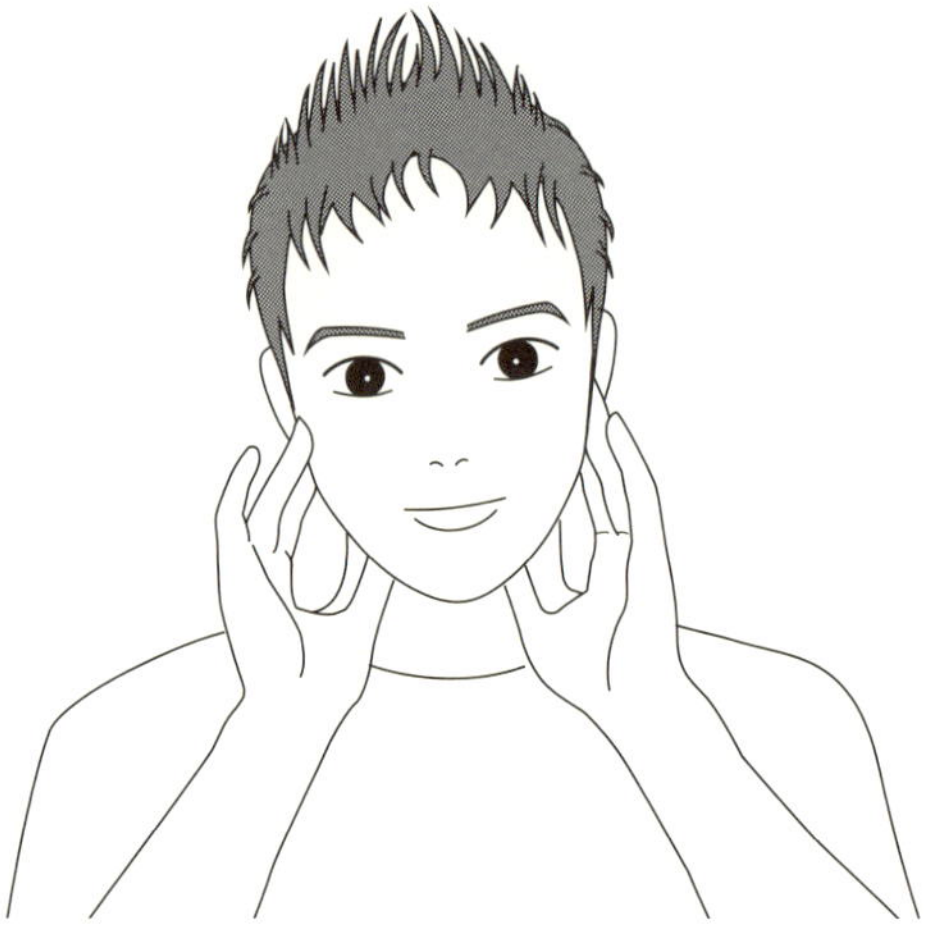

顎関節付近の皮膚を動かしながら、指を下アゴへ移動させていく。

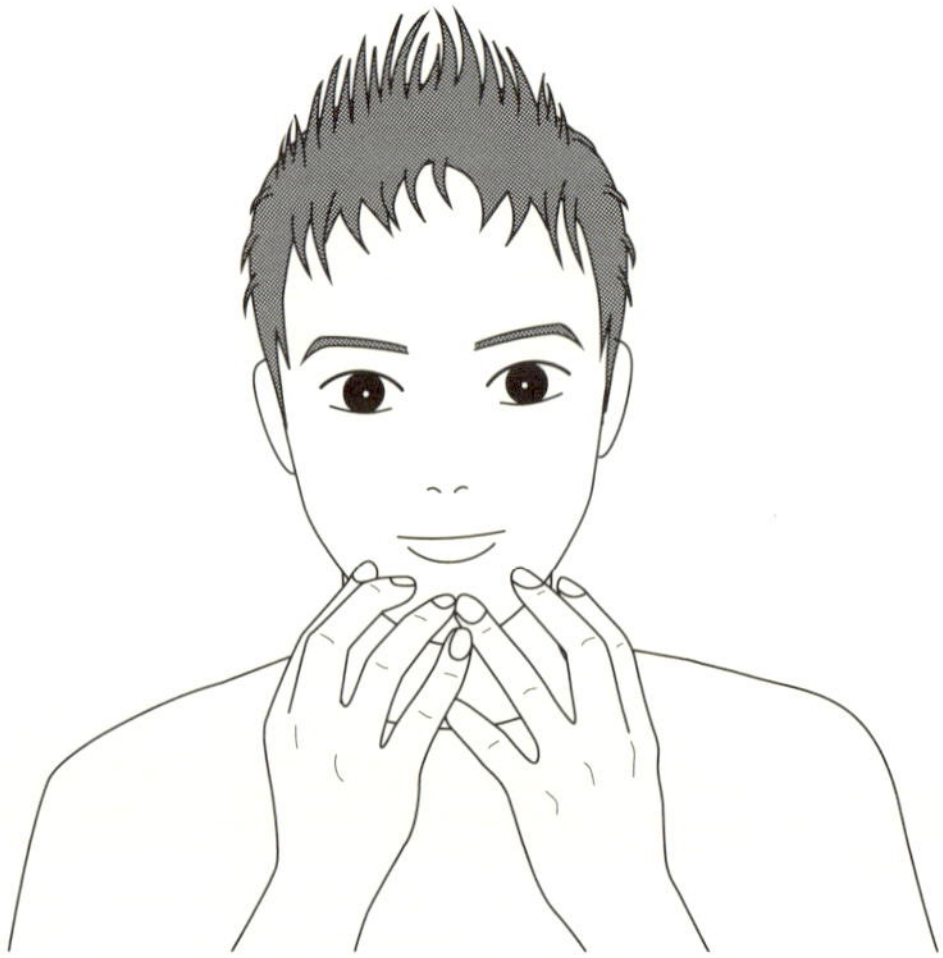

り方は同じ、そーっとゆっくり皮膚を動かします。前後左右斜めに慎重に動かしながら指の位置を変えていき、新たな動きの方向性を見つけてください。皮膚と筋膜がユルんで広がっていくと顎関節の動きが軽くなります。

そこから指で皮膚を動かしながら下アゴに移動しましょう。下アゴにはオトガイ筋というのがついています。ちょうど下唇の下です。オトガイってカタカナで書くし面白い名前なので、外国の貝だとかなにかの由来があるのかと思ってネット検索してみたらなんのことはない、アゴのことをオトガイというんだそうです。漢字で「頤」と書くのですがあまりにも難しい字なので、解剖学の専門書でもたいていオトガイとカタカナで書いているそうです。（それだったら最初からアゴ筋でもよさそうなものですが……）

それでこのオトガイ筋ですが、これは悔しいときに下唇がウウッとなるやつです。人前でやりすぎるとあんまりカッコよくありませんので、こちらもユルめて幸福そうな顔にしてください。

下顎までやったらついでにそのまま喉と首もユルめちゃいましょう。首は皮膚が大きく動きますので筋膜のユルみかたを理解しやすいと思います。

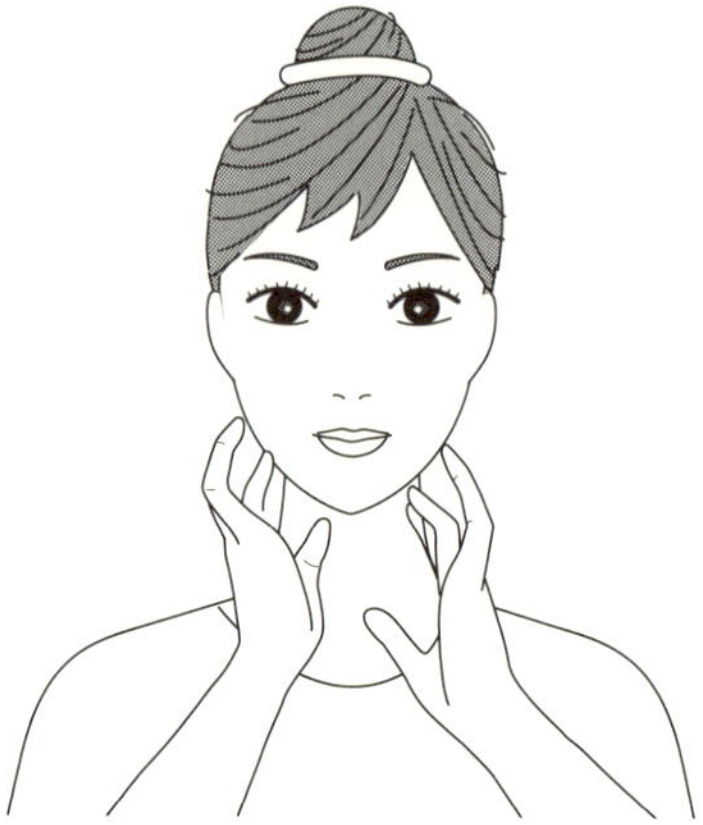

◆喉
喉仏の左右に指をはりつけて前後にゆっくりと動かす。ユルんで皮膚の動きが拡大してきたらそのまま流れに乗って首の横側へ移動させていく。

喉

操作法は喉仏の左右に指をはりつけて前後にゆっくりと動かすことから始めるとよいです。喉仏は甲状軟骨といって、触るとわかりますがなかなか固くてよろいかぶとの甲冑が名前の由来になっています。

喉仏のすぐ上には舌骨があります。U字型で舌のつけ根になるのですが、このあたりの固まりが強い場合は奥に隠れてしまって人によっては触ることができないかもしれません。喉の皮膚を操作して動きが拡大してきたら、そのまま流れに乗って首の横側に指を移動していきましょう。

首の横側

首の左右の横側を触ると、とっても頑丈な筋肉があるのに気がつくでしょう。斜角筋といって肋骨から頚椎につながっています。

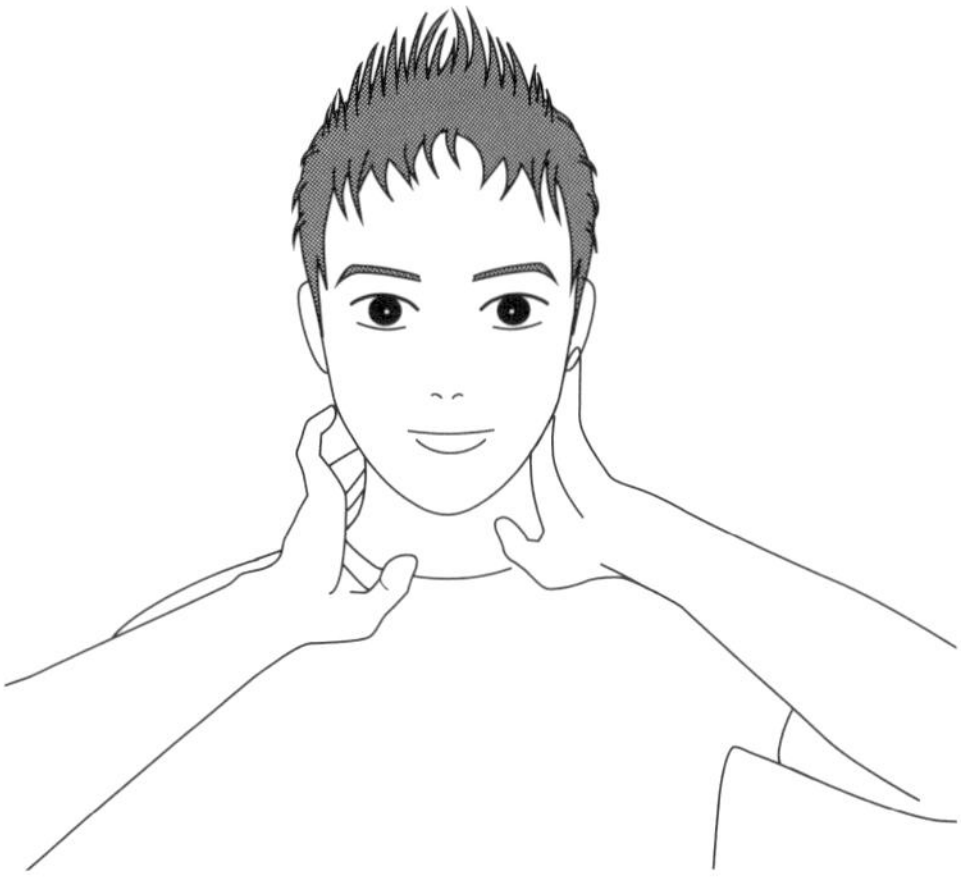

◆首の横側
首の左右横側にある、太く頑丈な斜角筋のあたりをゆっくり広範囲にわたって動かしユルめていく。指は第2関節のあたりをはりつけ、頭がフラフラと動かないように。

人によってはガチガチに石のように硬くなっていて「てっきり骨だと思っていました！」とか言う人もいます。

指でこのあたりの皮膚をゆっくりと大きく広範囲に渡って動かすと、筋膜のねじれがとれてきて硬い斜角筋もユルみます。

指は第2関節あたりをはりつけるとよいでしょう。ユルませ中には頭をフラフラ動かさないでください。鏡を見てしっかりと正面を向いておこなってください。動きを続けながら首後方に行きましょう。

首の後ろ側

首の後ろに指を移動させるとそこは僧帽筋です。この周辺の皮膚を動かしているとグニャグニャしだして僧帽筋がユルんで深部の脊柱起立筋を指でとらえることができます。

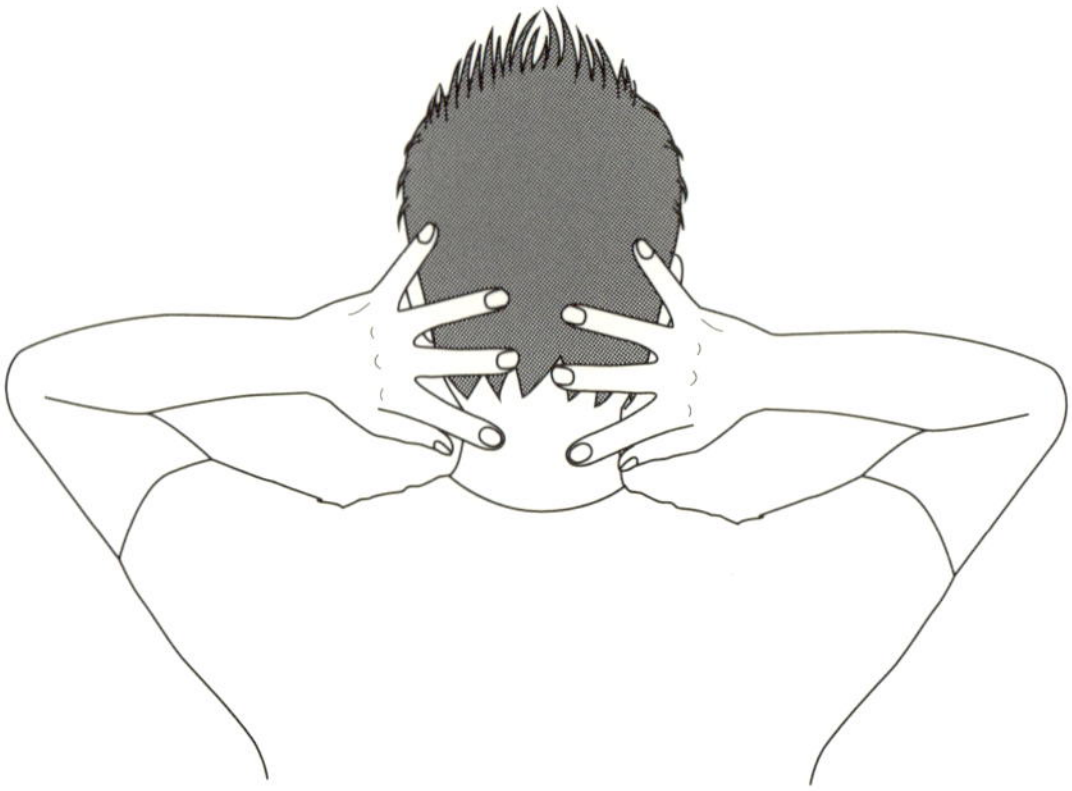

◆首の後ろ側
首の後ろ側にある僧帽筋をユルめていく。僧帽筋がユルむと、その深部にある脊柱起立筋を指でとらえることができる。

これで顔全体をユルめました。すがすがしい解放感が顔中に出てきますよね。この操作によって皮膚は活性されてツヤツヤと張りを感じるでしょう。小じわ対策にもなって若返ります。また明るい表情が自然に出せるようになるので、心も楽しい感じになるもんです。

楽しい心が笑顔を作るのか？　笑顔が楽しい心を作るのか？

どっちもありです。ただし、作り笑顔は自然な笑顔で使われる筋肉とは異なりますので、あまり好ましくはありません。心はすさむし疲れます。仕事上で作り笑顔が必要な人、そういう人こそ皮膚と筋膜の操作で顔面リフレッシュすることがとっても役に立つはずです。

次に頭蓋骨をユルめてみる

顔の解放に続いて頭部に行きましょう。やり方はこれまでと同じです。ただし顔と違って頭には髪の毛が生えているので、髪の上からだと指が滑って頭皮を動かすことができません。そこで5本の指を開いてクシのように髪の毛の中にスーッと差し入れます。髪の生えぎわを動かすようにするとうまくいきます。髪の毛のない人は頭皮に直接触れて両面テープのようにはりつけてください。

頭部をユルめるときは指の腹と第1関節周辺だけでなく手のひら全体を使います。やり方は手と指に次ページの図のように3本の線をイメージします。

第1関節に1本、指のつけ根に1本、母指球小指球に1本です。その3本線が均等の圧力になるように頭を触ります。すると手のひら中央が吸盤のようになって頭皮にうまくはりつくことができます。

頭皮と筋膜のねじれがとれていくと同時に頭蓋骨がユルんで膨張するのが指と手で感じとる

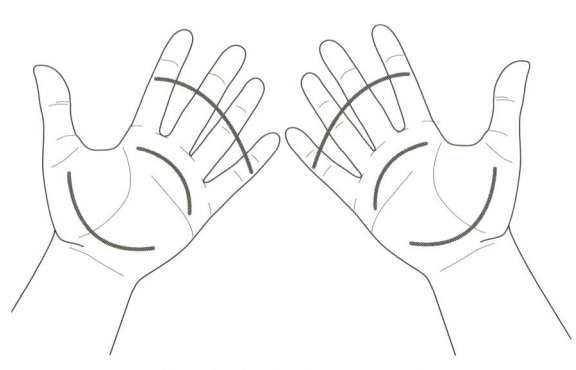

手の使い方（３本線のイメージ）

ことができます。やってみるとわかりますが、これってなかなか衝撃的な体験です。

未知の領域に触れた新しい出会い、驚きうれしいものなんです。しかもフワーッと広がる独特な気持ちよさがこれまた良い感じなのです。

こめかみ、耳周辺、後頭部、頭頂、前頭部というように、いろいろなところをどんどん触ってみましょう。そしてこの頭蓋骨がユルむときのフィーリングにとにかくなじんでください。しめつけが解き放たれると意識は外に広がるので、頭の中は広大な空間があるかのような壮快な感じがします。

頭蓋骨操作法

頭蓋骨をユルめるには、これまでの手順により皮膚と筋膜の操作方法を十分に理解していることが必要条件です。

皮膚から筋膜へ、この順番とプロセスなしにいきなり頭蓋骨を解放することはできません。またとっても大切なことなのですが、頭蓋骨のどこか一ヶ所に意識を集中してはいけません。内部を集中して観察すると、かたくなになりユルめることができなくなります。誰かに体の特定の部位をじーっと見られると緊張するでしょう？　内部なんかをのぞかれたらたまったもんじゃありませんよねえ。

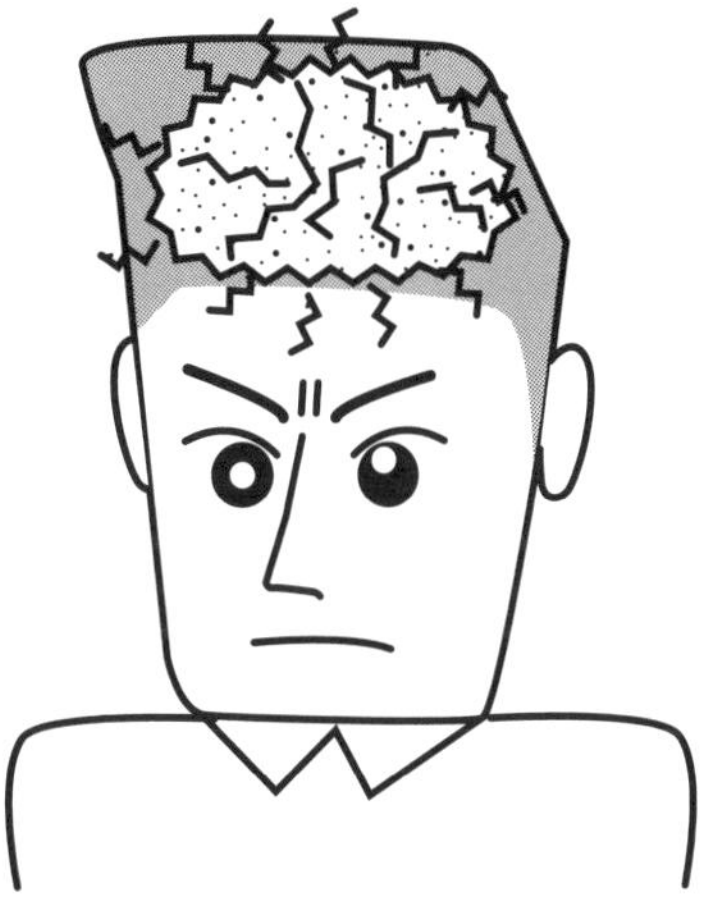

繊細な動きというのは意識の置き方によって想像以上に影響を受けるものなんです。内部への集中を避けるために、意識を外側の空間にどんどん広げて拡大してください。水平線だとか地平線、宇宙の果てなど広大なものを思い浮かべるとよいでしょう。

頭蓋骨の形状をイメージするときは頭の外でやってください。頭に入りきれない10メートルくらいの巨大頭蓋骨なんていうイメージもよいですね。意識は外側に行けますよ。

顔面骨の解放

先ほど、顔から顎、喉、首周辺の皮膚と筋膜をユルめる作業をしましたが、この一連の操作をもう一度おこなってみましょう。ただし今度は顔面骨を視覚化しながらおこないます。視覚イメージは正確なものに越したことはありませんが、大雑把で大丈夫です。マンガみたいのでかまいません。図を見てどのあたりにどの接合部があるのか、大まかな位置関係を理解してください。

例えば頬骨は前頭骨と上顎骨に接合しています。この接合部がユルんで開くのを意図してください。思うのです。その思いをうながすように皮膚と筋膜を操作しましょう。

鼻骨と前頭骨の接合部には左手の指を額、右手の指を鼻頭にはりつけて、やはり最初にユルむことをもくろみます。そして皮膚をそっと動かしていくと接合部がユルみます。

自分で「この辺り広がりそうかな」と思うところをどんどんやってみて、皮膚→筋膜→顔骨の要領で動きやすい方向を追いかけては導いて、導いては追いかけてください。より深いレベルでの解放が可能になります。

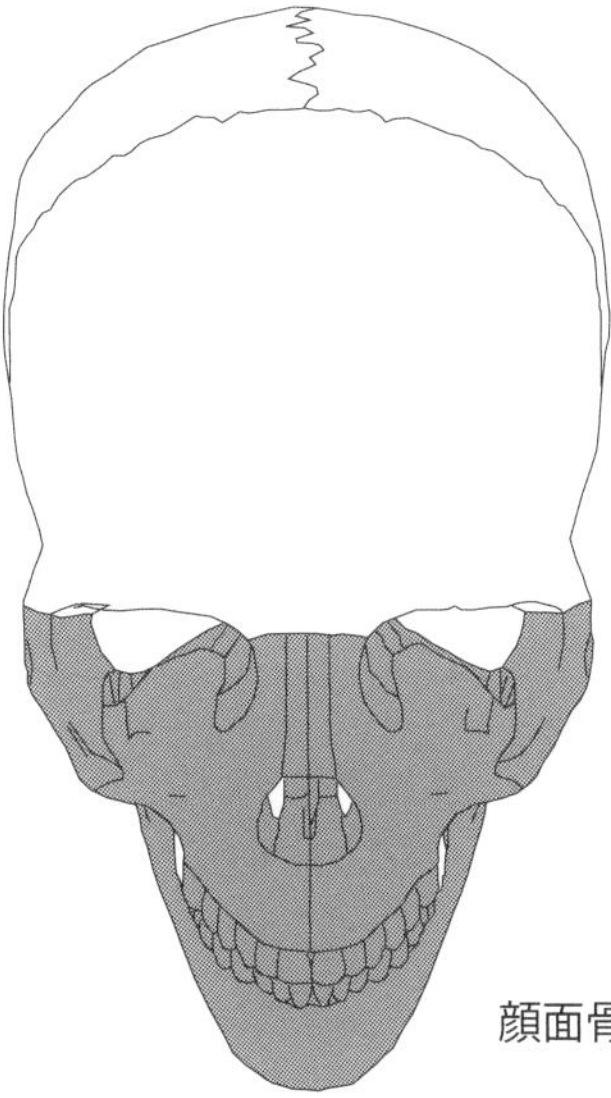

頭骨の解放

右こめかみ

次に頭骨ですが、右こめかみから始めてみましょう。こめかみには蝶形骨があり側頭骨と頬骨と前頭骨と頭頂骨が接合しています。

口を半開きにしてアゴを楽にしてください。右こめかみ周辺に両手の指をはりつけて、これらの接合部がユルむことを思い描きます。皮膚を動きやすい方向に動かしてユルめながらその下の筋膜を広げていきます。このとき蝶形骨とその周りの骨の接合部を視覚化しながらおこなうと、うまくユルみ始めて頭蓋骨全体の形状が変化しだします。

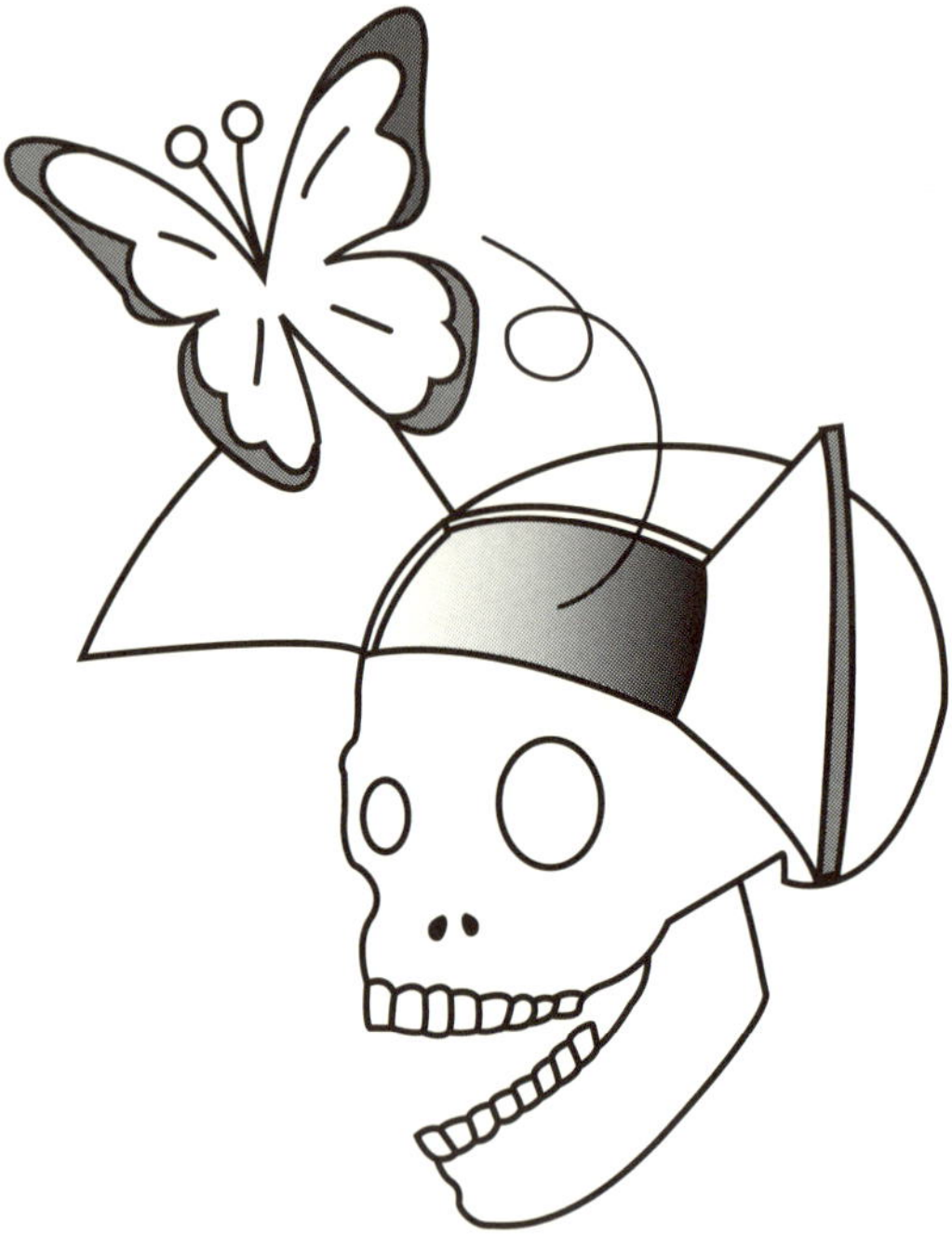

ゆっくりとソーッと動きやすい方向に動かしてください。強引に動かすのはダメです。なぜゆっくり動かすのかというと、速く動かしてしまうと皮膚の広範囲の流動性がついてこれずに部分的な変化しかうまれないからです。

頭蓋骨がユルんで接合状態が変化するのに合わせて指のはりつけ位置をどんどん変えていきます。一ヶ所にとどまると動きの幅が制限されてしまうので前頭部、側頭部、後頭部、いろいろなところに指を移動させて右こめかみをユルめるのを助けます。

頭蓋骨組の形状変化は人それぞれみな緊張パターンが異なるため、当然その反応は違うわけですからこれといったお決まりの指の位置というのはありません。反応をとらえたらさらにそれを増幅させるために、指をどこにはりつけたらよいのかを考えながらいろいろ工夫してくだ

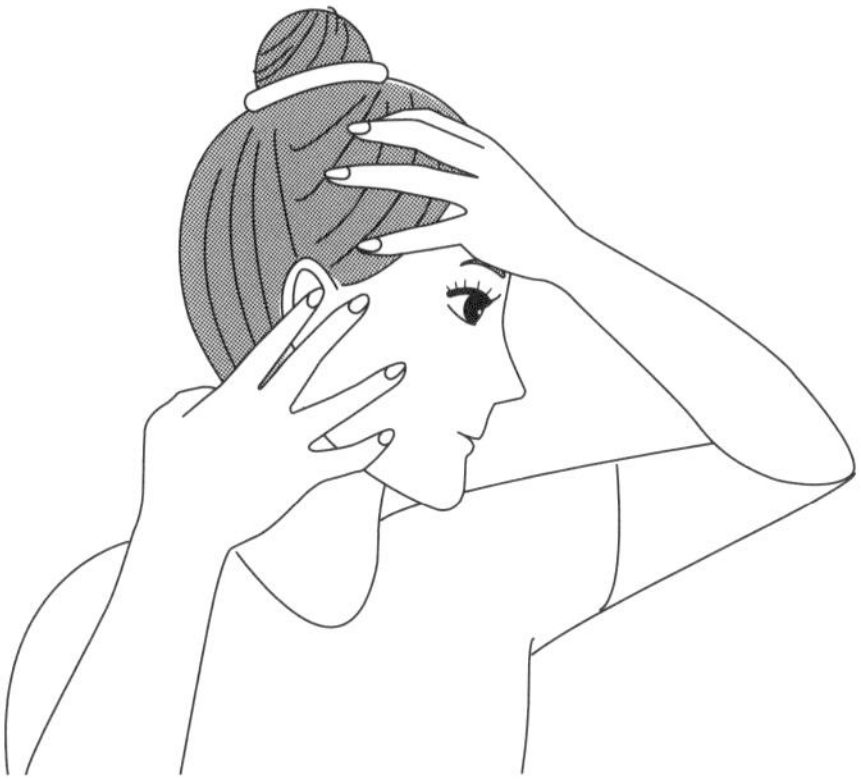

◆右こめかみ
右こめかみ付近に両手の指をはりつけ、その接合部がユルむことを思い描く。皮膚を動きやすい方向に動かしてユルめていく。ユルんで骨の接合状態が変化してきたら、指のはりつけ位置を変化させていく。

さい。

直感による即興演奏のようなものです。またそれは陶芸家がロクロで回転している粘土に指をそっと触れて形をどんどん変えていくのに似ているのかもしれません。的確なところに触れれば美しい形状に変化して芸術作品ができあがります。

右耳の周り

右こめかみの次は右耳の周りに行きます。側頭骨です。

側頭骨には蝶形骨と頭頂骨と後頭骨が接合しています。そしてこの骨には耳の穴の少し前に顎関節がついているので、歯のかみ合わせの影響を非常に強く受けるところです。頭蓋骨の歪みや固まりは側頭骨から始まるといってもいいくらいかもしれません。

側頭骨にはアゴを動かす側頭筋や耳を動かす耳介

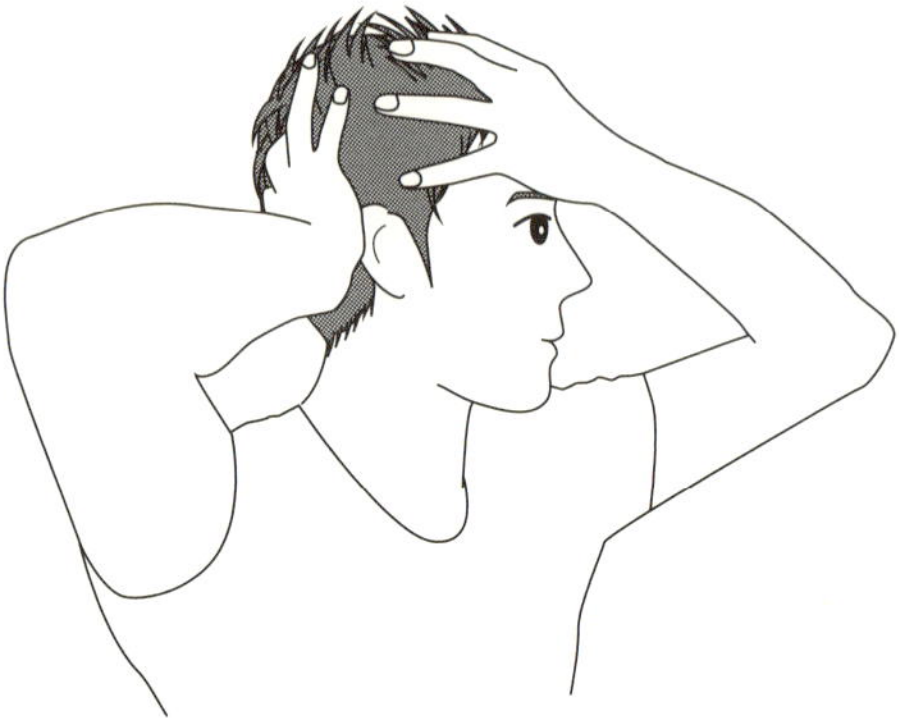

◆右耳の周り
左手の指を開いてクシのように右耳の上あたりの髪の毛の中に差し入れる。右手もクシのように右耳後ろ辺りから後頭骨と前頭骨の接合ライン（ラムダ縫合）に沿って差し入れて、側頭骨の解放をイメージする。頭皮を動きたがっている方向へ誘導し、側頭骨を中心にユルめていく。

筋なんていうのもついています。耳介筋を働かせてウサギのように耳をピクピク動かせる人もたまにいますね。

左手の指を開いてクシのように右耳の上あたりの髪の毛の中に差し入れます。左の手のひらが軽く右こめかみに触れる感じです。

右手はやはりクシのようにして右耳後ろ辺りから後頭骨と頭頂骨の接合ライン、つまりラムダ縫合に沿って差し入れて、側頭骨の接合部の解放をイメージします。

意識を集中しないで**頭の外**で思い描いてください。手と指の微妙なコントロールによって頭皮から筋膜をユルませます。ゆっくりと慎重に頭皮が動きたがっている方向に誘導してください。

側頭骨を中心にして頭蓋骨は接合部からどんどん広がっていきます。頭が軽くなってだんだんスッキリしてくるでしょう。操作中に頭皮から耳の穴へのつながりを意識してユルませると、耳の聴こえ方が変わり聴覚が研ぎ澄まされます。

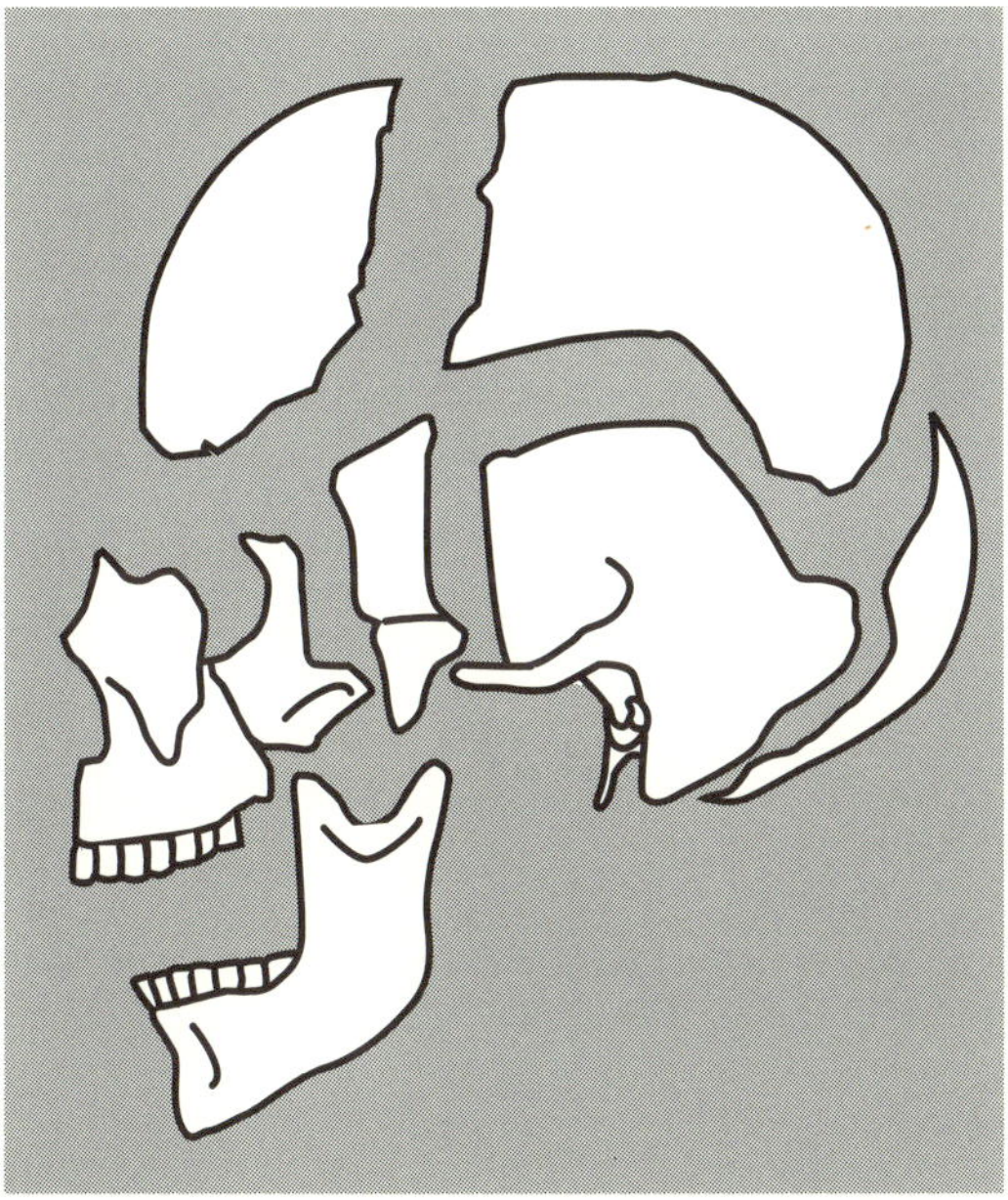

右耳の後ろ側

次に右耳の後ろ側に移動します。この辺りは側頭骨と頭頂骨と後頭骨の交点があります。

アステリオンというカッコいい名前がついていて、ここはなかなか大きく広がる部分です。

右手の指をクシにして右耳の上、左手の指は右後頭部の髪の毛の中にそれぞれ差し入れます。右手の親指は後頭

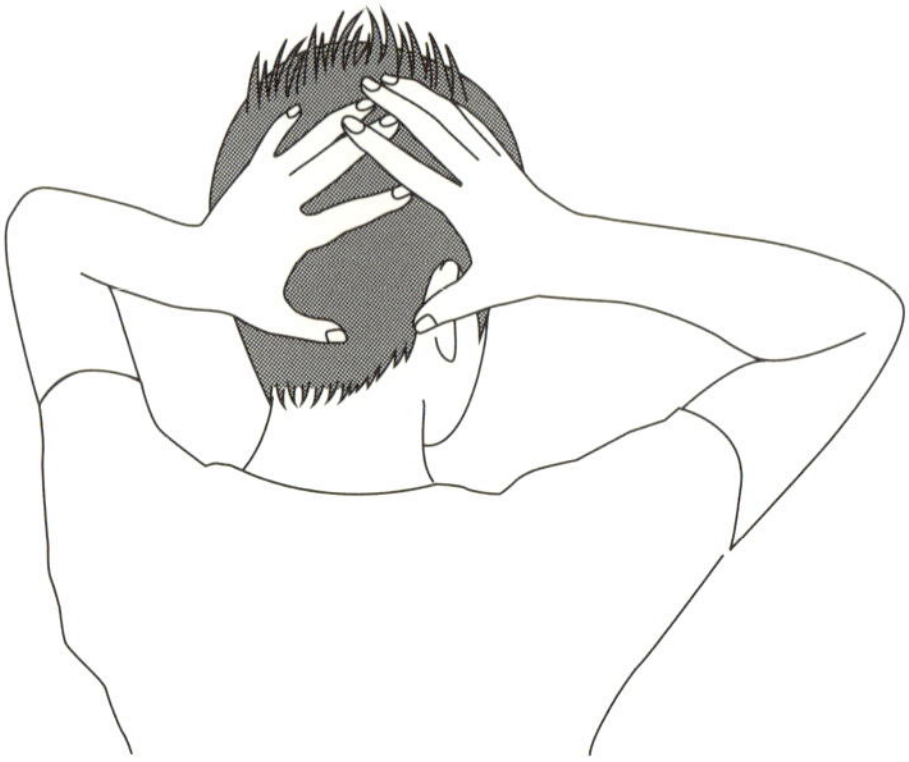

◆右耳の後ろ側
右手をクシにして右耳の上、左手の指は右後頭部の髪の毛の中にそれぞれ差し入れる。右手の親指は後頭骨の右側の底部にはりつける。頭皮を誘導し、筋膜がユルんでくると頭蓋骨がふくらんでくるのを感じられる。

骨の右側の底部にはりつけると良いフィット感が得られます。

頭皮を動きやすい方向に移動させると筋膜がユルみ、それと同時に頭蓋骨がふくらんでくるのを手で感じ取ります。

この辺りには首の筋肉もたくさんついているので、筋膜がジェル状にドロドロ溶け出してユルんでくるのがよくわかるでしょう。右手の親指で後頭筋と僧帽筋の筋膜を操作するとうまくいきます。

ここまでできると右の頭の中にガランとした空間ができたような広がりを体感するでしょ。雑念も減ってきます。

今度は頭の左側

さて、右側だけを続けてユルめましたので、左側との差が明確に感じられるはずです。これまでの一

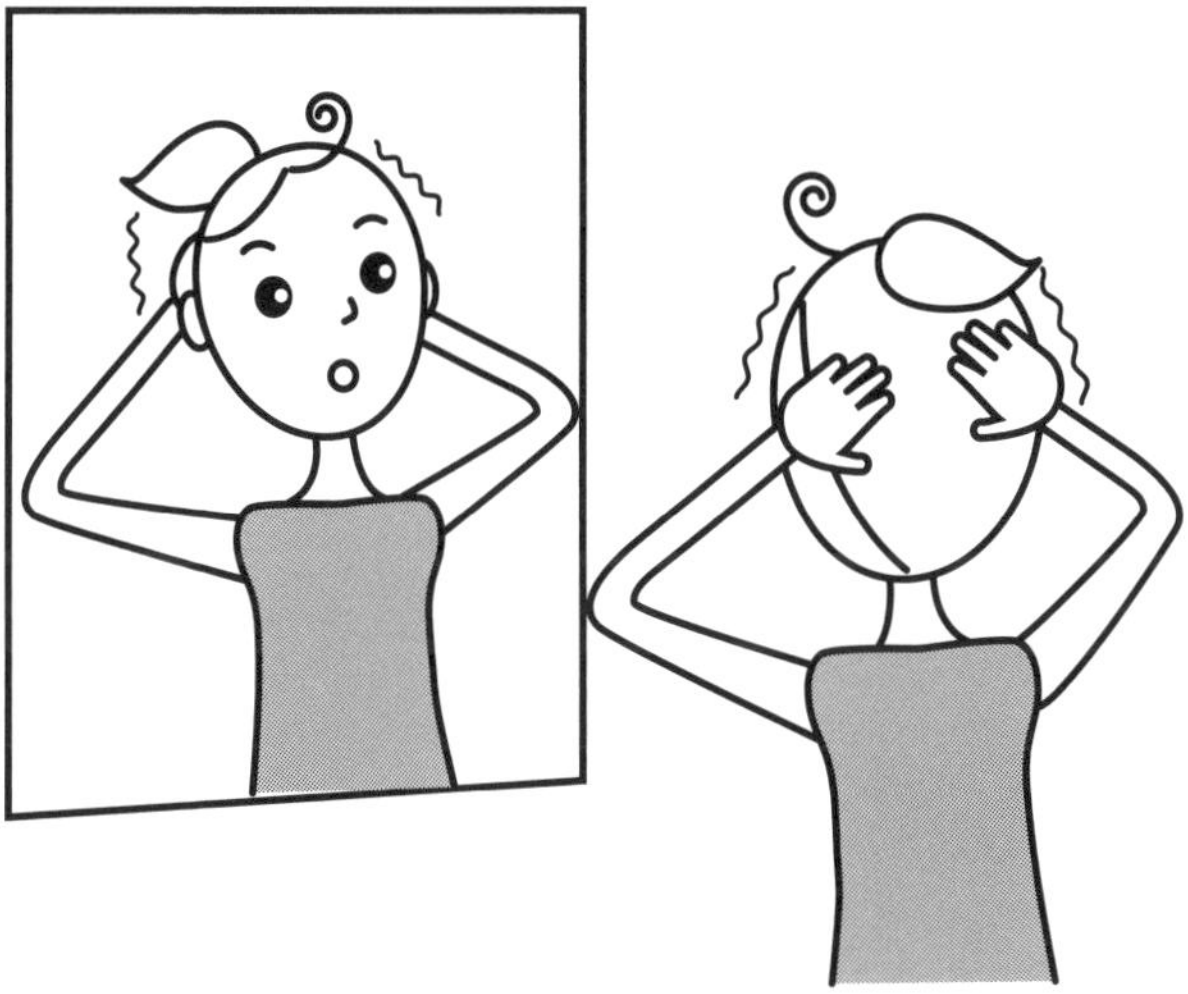

連の操作を今度は左側でおこなってください。

左こめかみから左耳のまわり、そして左耳の後ろ側です。うまくいくと頭と首のバランスが変わり背骨全体に調整作用が起こりますので、操作中は鏡を使って正面を向いておこなってください。

頭と顔だけでなく体のいろんなところに注意を向けながら頭蓋骨をユルめていくと、腰のあたりも変化しているのが感じられるはずです。やりようによっては頭をユルめて全身の不調和を解消することも可能なわけですね。

篩骨《しこつ》の解放

篩骨は鼻骨と上顎骨の奥に位置しています。まずこれらの表面の骨をユルめます。

左手の人差し指、中指、薬指を額に縦に並べ

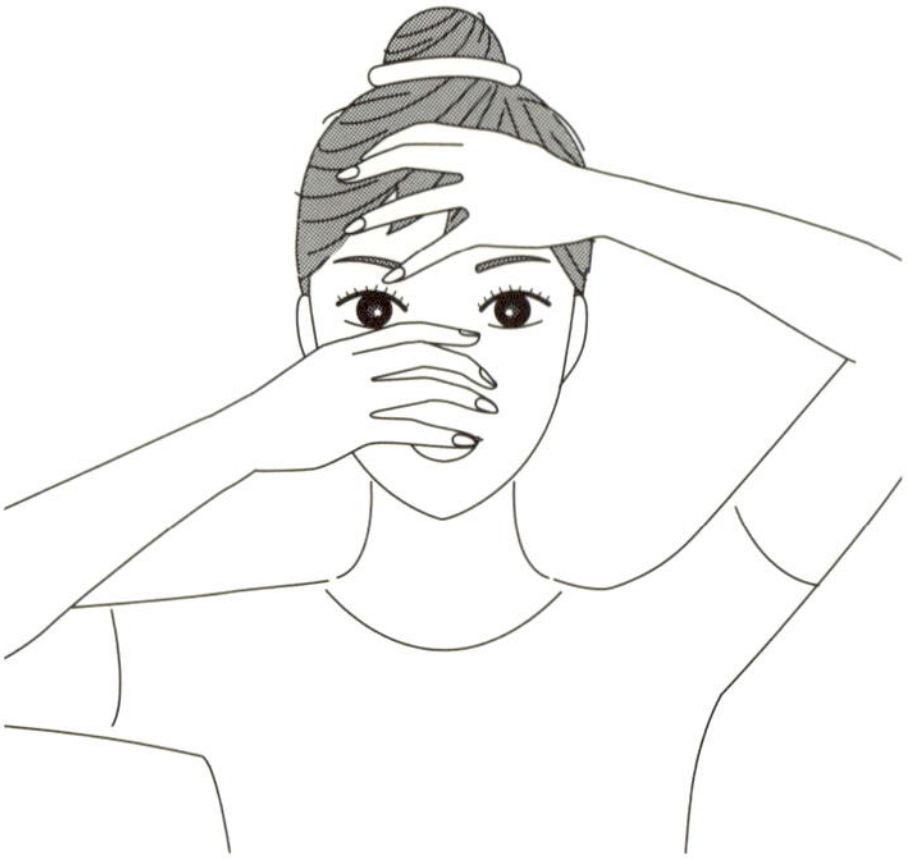

◆篩骨の解放
左手の人差し指、中指、薬指を額に縦に並べてはりつけ、薬指は眉毛ラインに沿わせる。右手の人差し指と中指の第1関節あたりを鼻骨上の皮膚にはりつける。額の皮膚と鼻骨上の皮膚を左右逆方向に向かわせる動きを交互にゆっくりと繰り返す。動きやすい方向に導きつつ、前頭骨と鼻骨、上顎骨の接合部をユルませていく。

てはりつけて、薬指は眉毛ラインに沿わせます。そして右手の人差し指と中指の第1関節あたりを鼻骨上の皮膚にはりつけます。

額の皮膚を左方向、鼻骨上の皮膚を右方向、この動きを左右交互にゆっくりと繰り返します。動きやすい方向に導いて前頭骨と鼻骨、上顎骨の接合部をユルませていきます。指を変え置き場所を変え多方向にグニャグニャどんどんユルませます。

この操作を続けていくと両眼球の間の篩骨をユルめることができます。

手の置き場所に決まりはありません。篩骨をイメージしながら皮膚を動きやすい方法に導くだけです。篩骨が解放されるとそれに連動して頭蓋骨のゆがみは修正されます。ただし篩骨操作は上級ワザですので、骨の形状や位置などしっかりイメージできる

◆対角位置
右の手のひらを大きく開いて5本の指先を右のこめかみから髪の毛の中に差し入れる。手のひら全体で額右側から右頭頂骨、右側頭骨を包み込むようにはりつける。左手も大きく開き、左耳の後ろから髪の毛の中に差し入れる。左右手のひらと5本の指でユルめていく。

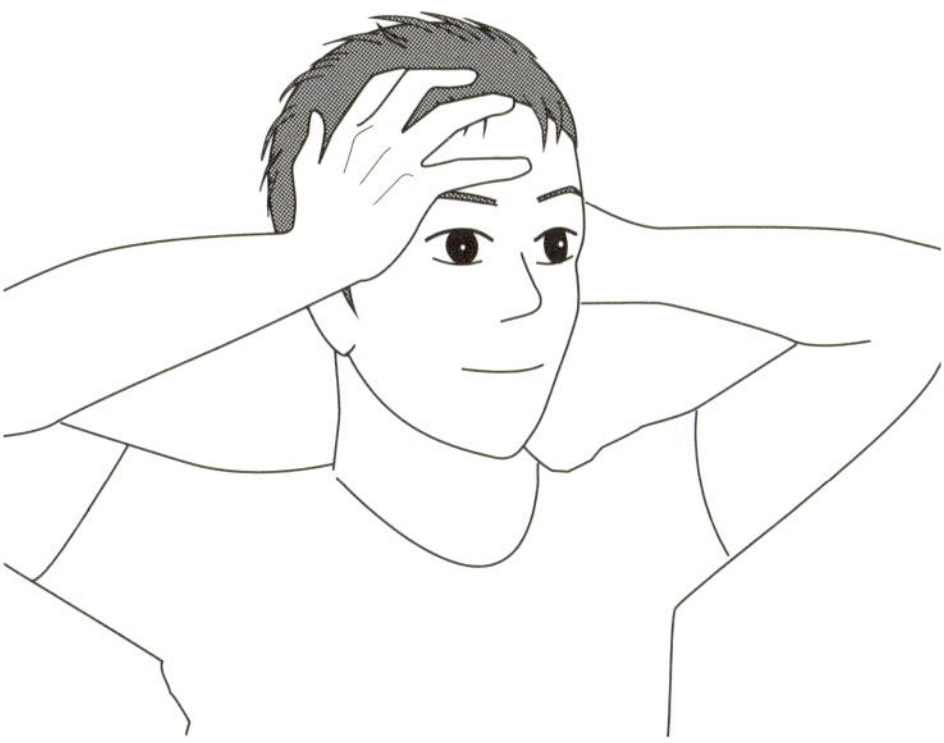

ようにして基本操作に十分慣れてからおこないましょうね。先を急いで途中をすっ飛ばしてしまうクセのある人は要注意です。

対角位置

右の手のひらを大きく開いて5本の指先を右のこめかみから髪の毛の中に差し入れます。

手のひら全体で額右側から右頭頂骨、右側頭骨を包みこむようにはりつけます。左手もやはり大きく開いて左耳の後ろから髪の毛の中に差し入れます。

左右の手のひらと5本の指で頭皮を動かしてみましょう。対角位置は頭骨全体をユルませるのが比較的簡単で、手で動きを感じとりやすい場所です。顔はしっかり正面を向いてください。頭皮から肩、背中の皮膚にらせん状の動きをとらえると背骨の奥深いしめつけまでも取ることができます。反対側でも

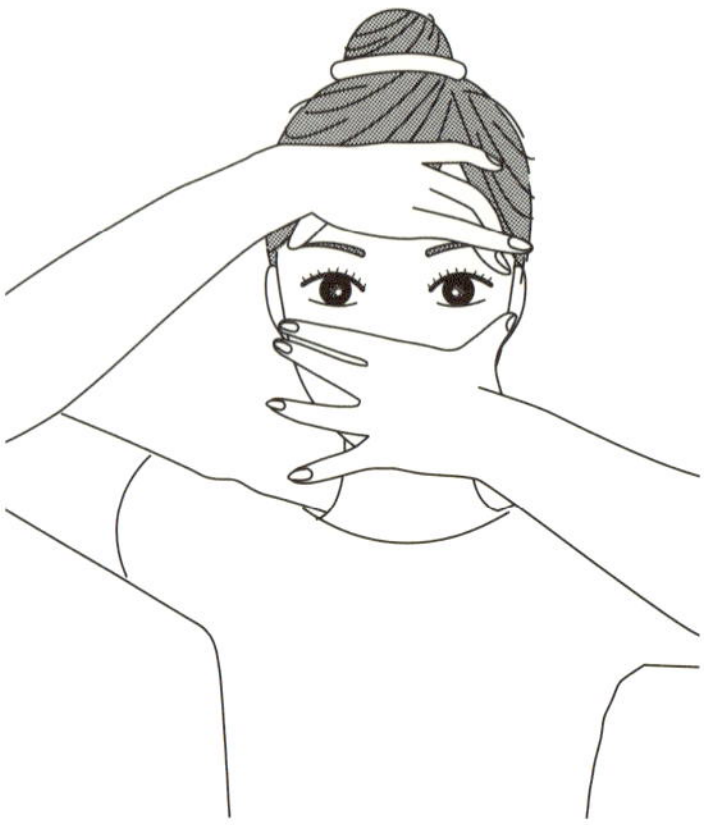

◆目尻からの解放
右手を広げ、親指を右眉毛のふち、人差し指と中指を左眉毛のふちあたりに当てるようにして、額を覆うようにはりつける。左手も広げて親指が左頬骨、人差し指と中指を右頬骨にはりつける。
動作1（上下の開閉）：右開ー左閉〜左開ー右閉、を交互に。
動作2（左右のねじり）：額右ー頬左〜額左ー頬右、を交互に。
動作3（上下の開閉）：額上ー頬下〜額下ー頬上、を交互に。
動作4：動作1〜3を合成させておこなう。

やってください。

目尻からの解放

目尻は前頭骨と頬骨のジョイントがあります。ここまでの一連の操作をおこなって、頭蓋骨を十分ユルませたうえで左右の頬骨ジョイントに働きかけると、篩骨と蝶形骨が同時に解放します。

右手を広げて額を覆うようにはりつけます。ちょうど親指を右眉毛のふち、人差し指と中指を左眉毛のふちあたりにはりつけてください。

左手も広げて親指が左頬骨、人差し指と中指を右頬骨にはりつけます。

動作1

右頬骨と前頭骨のジョイントが開くように、右手親指を上方向に、同時に左手人差し指と中指を下方向に動かして、右側のこめかみの皮膚を広げていきます。

このとき左こめかみの皮膚は縮めるように操作します。左手親指は上方向で右手人差し指と中指は下方向というぐあいです。次に反対に左こめかみの皮膚を広げて右こめかみ皮膚が縮むように上下交互に動きをゆっくりと慎重に繰り返してください。

どちら側が広がりやすいですか？

広がりやすいほうを強調するように操作してください。

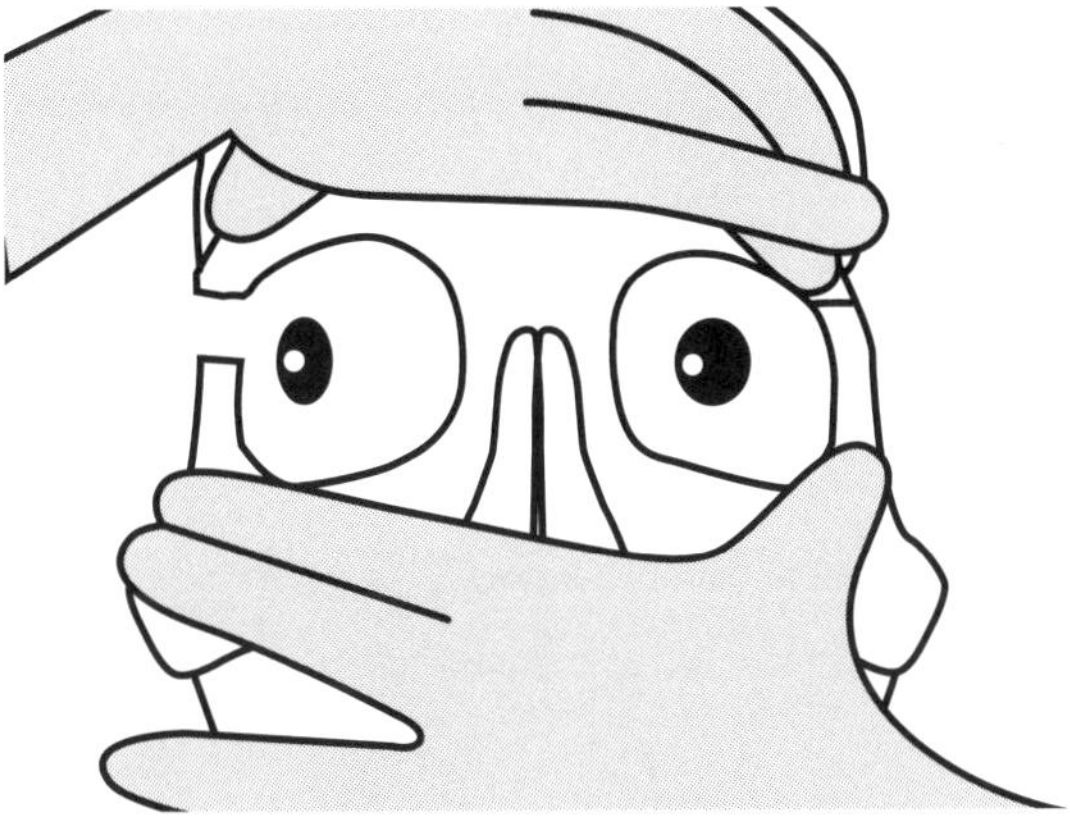

動作2

指の操作方向を変えます。手と指の位置はそのままですが、今度は右手で額を右に回転、左手で両頬骨を左に回転するようにします。ちょうど顔を左右にねじるように動かしてください。

力まないでそっと皮膚を動かして交互に繰り返しま

す。やはり動きやすい方向がありますよね。これらの上下左右の動きを繰り返すと、人によっては固まっている部分が解放するときにミシミシと音がしたりすることがあります。

動作3

さらに右手で額の皮膚を上方向、左手で両こめかみの皮膚を下方向にゆっくり動かします。そして反対に額の皮膚を下方向、両こめかみの皮膚を上方向へと、上下交互に動きを繰り返してください。

この動きは単純に上下に開く閉じるですが、やはり慎重にやります。

動作4

動作1から3までの動きを合成させます。ユルんで広がる方向を追いかけながらも導いてください。さらに動きに円運動を加えると、目の周辺のみならず頭の中心部もかなり解放されていきます。

コロナル縫合のCRI解放

コロナル縫合は前頭骨と頭頂骨の接合部のことです。この下には人間らしさを作っている大

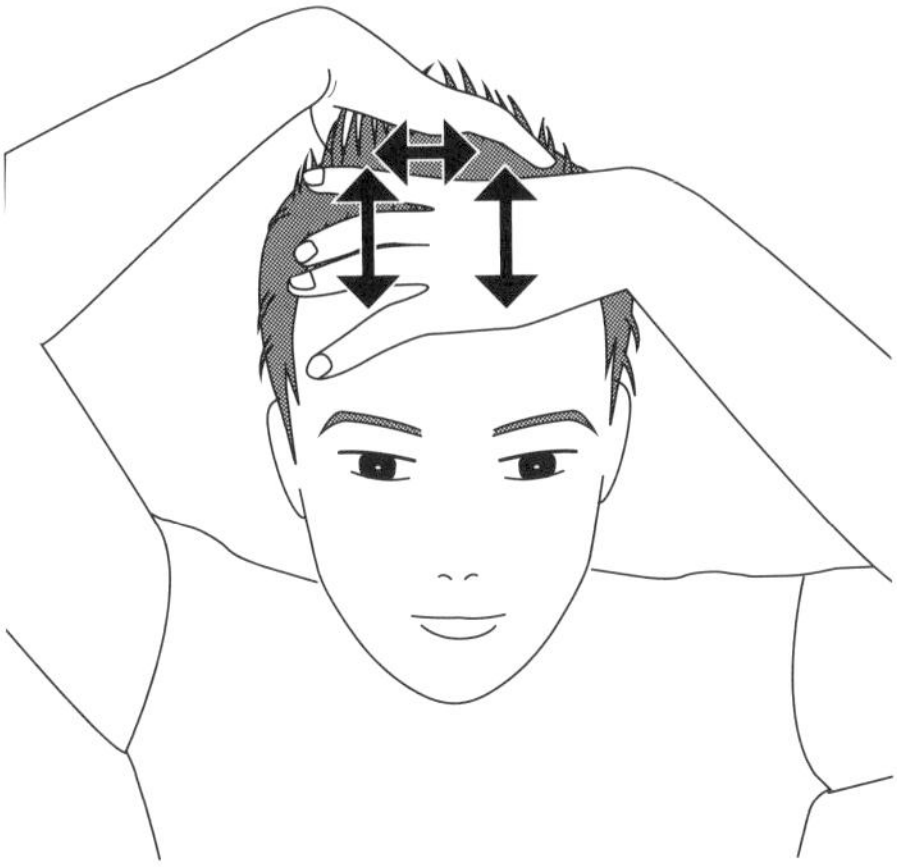

◆コロナル縫合のCRI解放
左手を開いて額の髪の毛の生えぎわあたりよりほんの少し頭頂側に親指と他の４本指で頭をはさみ込むようにする。右手も大きく開き頭頂部をはさみ込むようにする。左手で頭皮を額方向に、右手で頭頂の皮膚を後部方向に広げるように４秒かけてそっと動かす。次に４秒かけて縮ませるように動かす。

脳前頭前野が収まっていて、前頭骨のしめつけを解放することにより、思考形態が冷静で落ち着いたものになったりと意識上にも大きな変化が表れますが、非常にセンシティブな領域なので本当に気をつけて操作します。

ここでの操作は頭蓋骨にあらわれる周期的な動きを使ってみましょう。

まず左手を開いて額の髪の毛の生えぎわあたりよりほんの少し頭頂側に親指と他の４本指で頭をはさみ込むようにします。（生えぎわ後退してる人にはすみませんが、一般解釈にあわせてください。）

それで右手ですが、こちらもやはり大きく開いて頭頂部をはさみ込むようにします。

そして左手で頭皮を額方向に、右手で頭頂の皮膚を後部方向に広げるように４秒かけてわずかにそっと動かすのです。コロナル縫合がユルむのをイメー

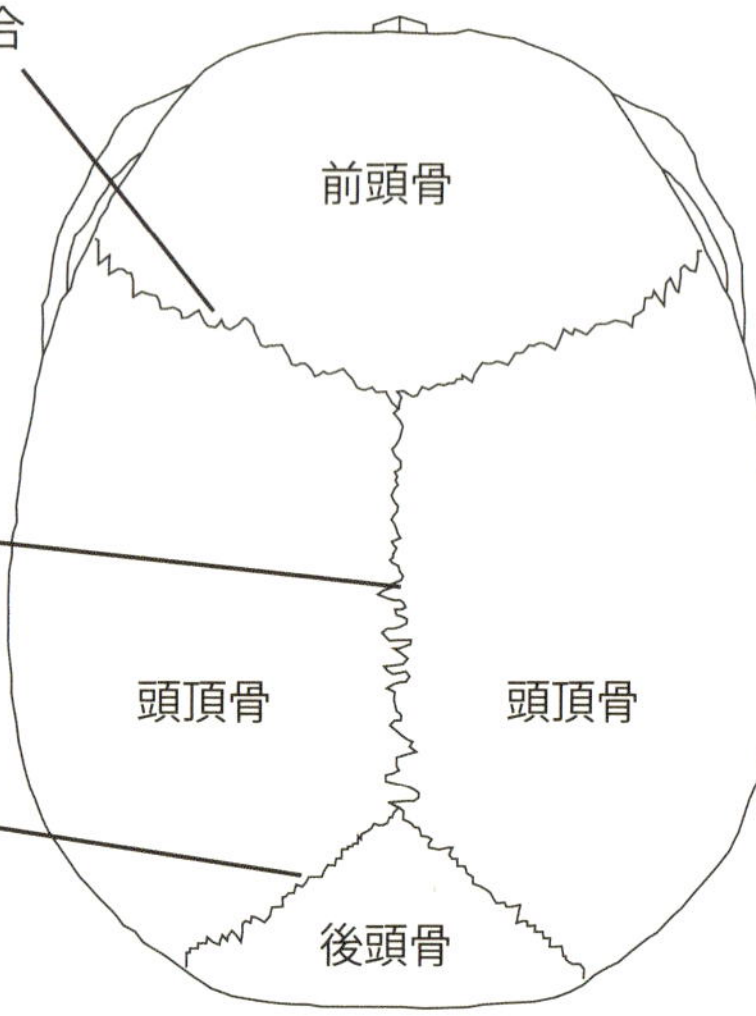

頭蓋骨上面の縫合

ジしながら操作します。

次に4秒かけて縮ませるようにお互いの手を近づけるようにやはりわずかに動かすのです。

この4秒ごとの膨張収縮、合計8秒をCRI周期といいます。CRIは本来は硬膜から発せられる動きですが、このように外側から働きかけるわけです。

ちょうど人工呼吸のクラニオ版といったところです。これを数周期繰り返してください。この動きにさらに右手を左右に開く動きを加えると頭頂骨の矢状縫合もユルみ、前頭骨と頭頂骨の交点は解放されます。

時計を見ながら正確にやる人は別とし

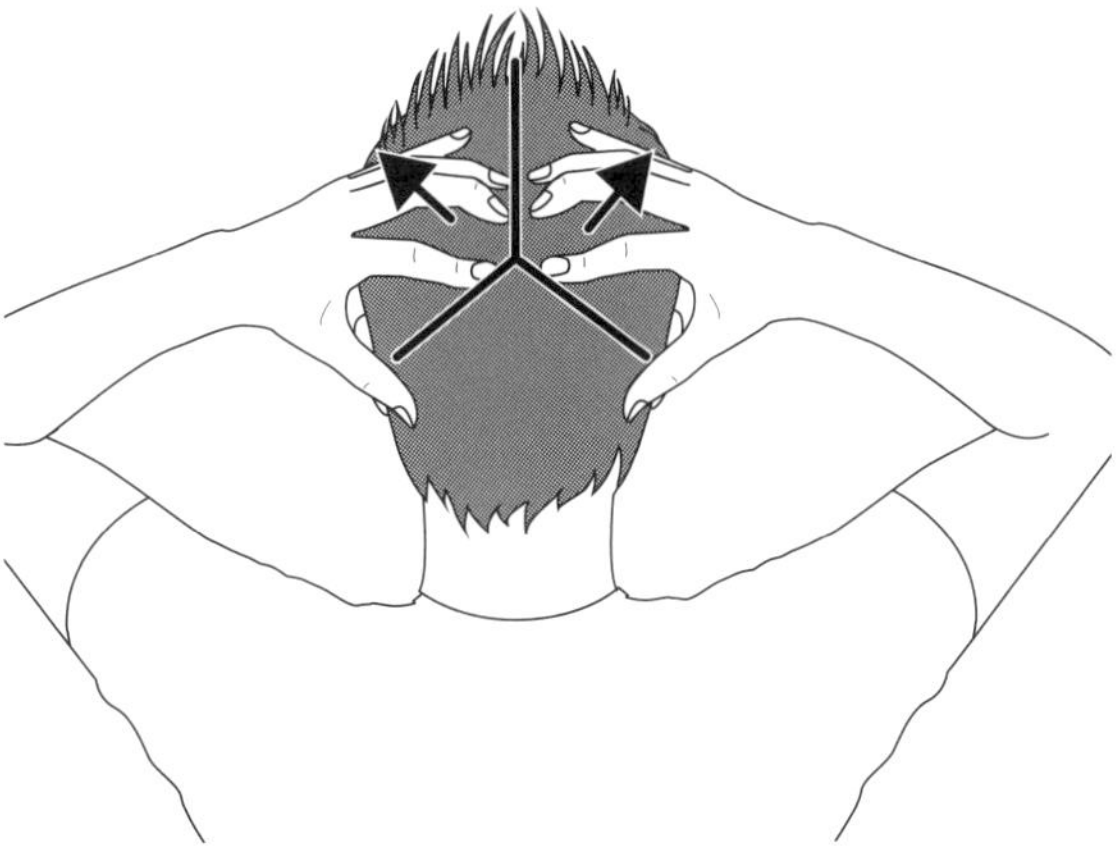

◆矢状縫合とラムダ縫合のCRI解放
ラムダ縫合の交点位置に両手の人差し指を当て、中指、薬指、小指をそれぞれ矢状縫合を中心にして縦に並べて頭皮にはりつける。広げる動きと縮める動きを4秒ごとに繰り返す。

て、たいていは1秒を0・5秒くらいに数えてしまうので片道8秒で往復16秒くらいのつもりでやるとよいでしょう。せっかちな人だとこれでもまだ速すぎるかもしれませんね。

絶対に無理やり大きな動きをさせてはいけません。痛みが出たり気分が悪くなったら即刻中止してください。やりすぎです。動きの幅は1ミリ以下でも十分なのです。また、この手の使い方はうっかり頭を押しつけがちになりますので要注意です。

矢状縫合とラムダ縫合のCRI解放

矢状縫合は左右の頭頂骨の接合部で、ラムダ縫合は後頭骨と頭頂骨の接合部のことです。後頭部を触るとポコンと飛び出ているコブのような部分があります。後頭隆起といいますが、それよりもう少し上がラムダの頂点になり矢状縫合との交点になります。

その交点位置に両手の人差し指がくるようにして中指、薬指、小指をそれぞれ矢状縫合を中心にして縦に並べて頭皮にはりつけます。指を開いてクシのように髪の毛の中にさし入れてください。親指はアステリオンにはりつけると良い感じになります。

この操作も先ほどコロナル縫合でやったようにCRI周期を使ってやってみましょう。ラムダの頂点を中心に4秒で頭皮が広がって4秒で交点に向かって戻っていきます。

指でたくみにコントロールして、このわずかな動きを慎重におこなってください。また、接合部の位置関係などイメージを大切にします。

前頭骨に頭皮を向かわせる

さて、ここまでの操作を順番におこなうことによって頭蓋骨はだいぶ柔軟になってきています。これまでは頭皮を動きやすい方向に向かわせて、追いかけては導いての繊細操作でしたが、最終仕上げでは頭皮を一つの方向に向かわせてあげる必要があります。好き勝手にだけ動かしているだけでは統合されたバランスにはなりません。向かうべき方向があって流れが集まる支点があるのです。

天体は北極星を中心にして回って見えて古来から神聖化されていますが、そういう部位が体にもあるのです。それが前頭部です。

前頭骨の下には動物にはない人間だけが持つ創造性の場、大脳前頭前野があって頭皮をそこに集めることによって前頭骨に動きの「ゆとり」を作ってあげるのです。逆にこのあたりの頭皮が広がってしまうとはりつめた状態になってしまい、前頭骨は押し潰されてしまいます。この部分をどちらに導くかで頭蓋骨組の整合状態は良くも悪くも枝分かれします。GPSのない大航海時代に船乗りが天体の北極星を見上げたように、これから前頭部に向かって頭皮を導いてあげましょう。

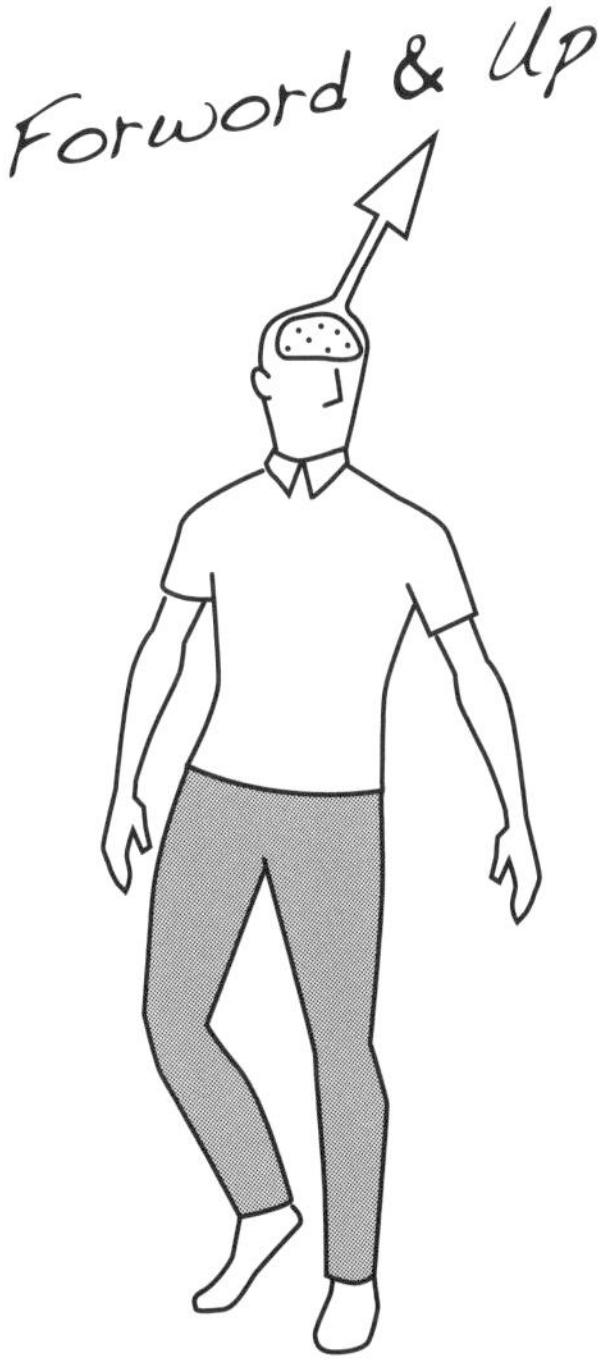

やり方

左右の耳の上から両手の指を開いてクシのように髪の毛の中に差し入れます。頭頂が地面に対して90度だとするとだいたい60度の方向、そちらが頭部の北極星です。5本の指と手のひら全体を使ってソーッと頭皮を北極星に向かわせ

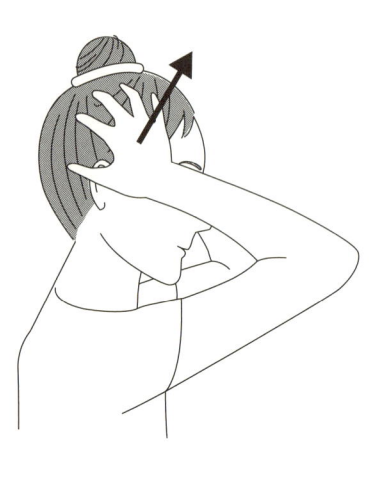

◆前頭骨に頭皮を向かわせる
左右の耳の上から両手の指を開いてクシのように髪の毛の中に差し入れる。前方向60度上方に向け、5本の指と手のひら全体を使ってソーッと頭皮を向かわせる。頭皮が集まると、前頭骨がユルんでくる。

ましょう。そのとき頭皮の動きは直線的になるとは限りません。

波の上に浮かぶ船のように「ゆらぎ」を感じとって慎重に進ませてください。頭皮が頭部の北極星に集まると、そこに「ゆとり」ができて前頭骨がユルみ始めます。効果が大きい分、とってもデリケートな部分ですので操作は細心の注意を払っておこなってください。決して力づくでやるようなまねをしてはいけません。

ヨーガではこの部位にアージュナー・チャクラがあるとして第3の目とも呼んでいます。このチャクラが働きだすと生命エネルギーがみなぎり、えもいわれぬ至福につつまれて身体を完全にコントロールできるとされています。

最後に頭蓋骨全体のユルみ具合のバランスを取りましょう。手の置き場所をいろんなところ、気になる部分に置き変えたりして各部位のユルみ具合を調整してください。

バランスがうまく整うと頭の中が軽くなり、背骨との接続が改善されて気の流れが身体全域に伝わっていきます。クリアな思考が脳から生まれて日常生活の行動もこうして好ましいものに変わっていくのです。

これまで顔と頭をユルめて広げるということをやってきたので、なんだか顔が大きくなりそうな気がするかもしれませんが、実際はその逆で小顔になります。それは操作によって皮膚が活性されて張りがでるとともに筋膜の余計な脂肪が分解されるからです。

矯正とは違って無理やり強引にやるものではありませんので、健康と美容どちらにも好ましい結果が現れます。女性の人は顔と頭をユルめてますます綺麗美人になりましょう。男性も負けじと頑張って花形役者のように顔を変えてみてください。

◆ひとくちコラム「うまくユルまない人のためのHELPサポート」

ここまで本書を読みながらいろいろやってみたけどうまくいかなかった、という人がもしかしたらいるかもしれないので対処方法やチェックポイントをここで少し説明します。

私がマンツーマンで指導しているときによく見かけるのは、やはり皮膚を指先で押しつけてグイグイ引っぱってしまっていたりとか動きがチャカチャカ速くなってしまっているケースがほとんどです。こういうときには本人に自覚はなくて自分ではゆっくりやっているつもりなのです。

今やってるスピードの1／10に遅くして操作してみてください。ユルめる操作そのものは人から見られても指や手の動きがほとんどバレない感じでおこないます。動かす幅は本当に極わずかで十分なのです。

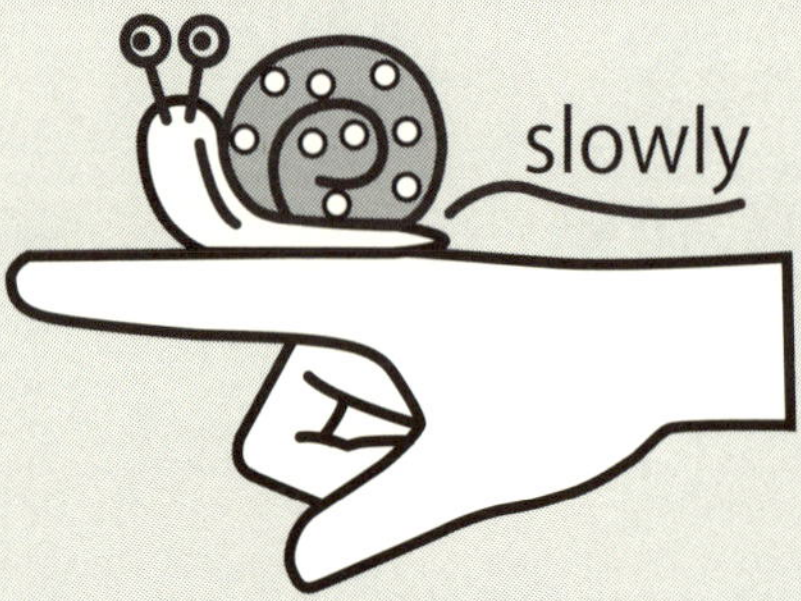

その他のうまくいかないパターンとしては動きが部分的になってしまっていることがあげられます。例えばシーツのまん中にシワがあって、それを平らに広げるにはどのようにしたらよいでしょうか？　うまくいかない人はシワの一部分を触ってコチョコチョ動かそうとするのです。シーツのシワをもっと効率よく広げるには四すみの両端をもって開いていきますよね。広

範囲で皮膚の連続性、つながり感をだしてください。

あとは強押しマッサージなんかを普段よくやっていて、顔や頭の皮膚感覚が鈍化してしまっていることが考えられます。そういう場合は第3章の「胸部と肋骨を開く」や「骨盤と股関節を安定させる体操」など触る個所をいったん頭部から離れてやってみてください。体感変化をつかめるはずです。体の感度は皆様々で、頭部の感覚はよくわからないけど下半身はなかなか敏感という人もいます。その後にもう一度、頭部に戻ってくるとよいでしょう。

第3章

頭蓋から胴体への接続

～さらなる可能性

アレキサンダーテクニック　～頭と首のバランス最適化

頭蓋骨をユルませると結果として頭と首のバランスが改善されます。そうすると部分的な解放のみならず全身の構造にも好ましい変化があらわれます。そこでその変化をよりいっそううながすために、アレキサンダーテクニックを使って頭と首の最適化をおこないましょう。

アレキサンダーテクニックは日常の行動に適した好ましい体の使い方を身につけるワークです。中心感覚と流動性を高めて体の構造バランスを自分でコントロールするもので、呼吸が深まるとともに力みのない自然な姿勢になります。

たいへん優れたワークで世界各国に普及して、とりわけクラシックのミュージシャンやダンサーの間で重宝されています。

それはオーストラリアの俳優ＦＭ・アレキサンダー（Frederick Matthias Alexander 1869-1955）によって作られました。サザランドとおよそ同年代の人ですね。この時代には姿勢と健康の関係性についてやっとあれこれ関心が高まってきていたのですが、これといった解答がなくて正しい姿勢とは顔を上げて胸を張りましょう程度の考えしかありませんでした。

ところがアレキサンダーはその場で他者にちょこちょこっと触っただけであっというまに機能的といえるバランスを作り出すことができたので、多くの医者や学者を驚嘆させたのです。

しかし残念なことにその学習体系ときたらまったく不明瞭きわまりないもので、せっかくのすばらしさがごく一般の人にはうまく習得することが困難で長期のトレーニングを要するものでした。

だいたいにして天才肌の人の作るものというのは、スゴいんだけど何が何だかわけがわからないという代物が多いですからね。今日ではアレキサンダーテクニックの学び方もいろいろ工夫されてだいぶ変わってきてはいますが、いまだに当時の不明瞭さを引きずっているような気がします。しかし、そういったことも皮膚と筋膜の解釈、そして頭蓋解放を同時進行させると実にしっくりくるのです。

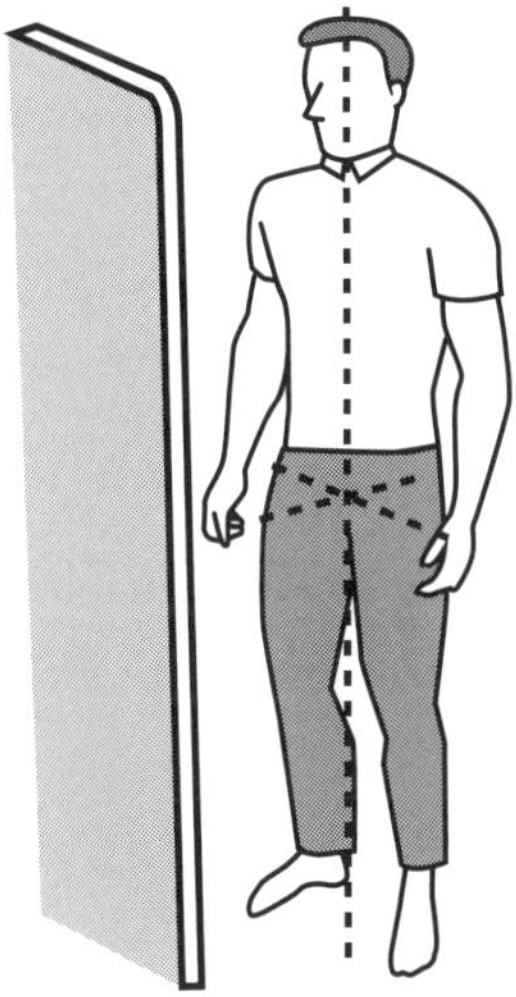

やり方ですが、これまでと同様に鏡を使って自分の姿を観察しながら行います。FM・アレキサンダーの手の操作は感度ともに抜群で驚異

的といわれていましたが、彼は鏡を使って自己観察をおこない自分の手で体をあれこれ操作して好ましい体のバランスを見つけていったのでした。

僧帽筋《そうぼうきん》をユルめる

後頭部から両肩、そして第12胸椎まで伸びている大きな筋肉があります。僧帽筋です。修道僧のフードのような形状なのでそういう名前がつきました。首や肩のコリはこの筋肉の緊張が主要な原因になります。

左手の小指、薬指、中指、人差し指の全体を首の後部にはりつけます。そして右の手のひらと指全体は後頭部の頭皮にはりつけます。指はクシのように髪の中に差し入れてください。そしてはりつけた左指4本で首の後部の皮膚をゆっくりと左に移動させるように動かします。同時に右の手のひらで後頭部の頭皮を右にゆっくりと移動させます。次に首の皮膚を右、頭皮を左というように慎重に動きを左右交互に8回ほど動きを慎重に繰り返してください。左右動きやすい方向と動きにくい方向がありますね。みなさんのはどちら方向?

左右の手を上下逆にしてみましょう。右手の指を首の後部皮膚、左の手のひらを後頭部の皮

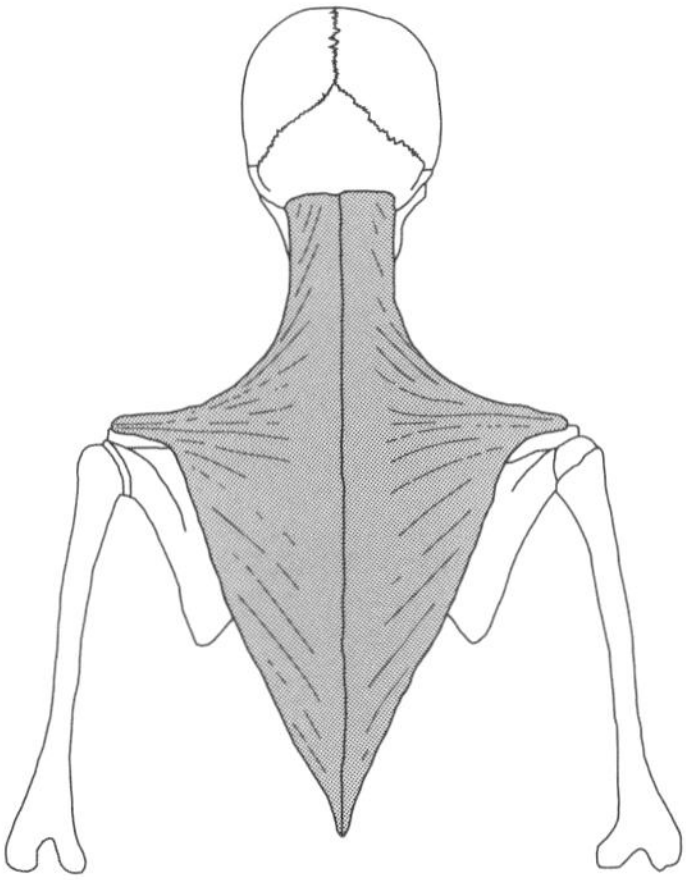

僧帽筋

◆僧帽筋をユルめる

左手の小指、中指、人差し指の全体を首の後部に、右手のひらと指全体を後頭部の頭皮にはりつける。はりつけた左指4本で首の後部の皮膚をゆっくり左に、右手のひらで後頭部の頭皮を右に移動させる。続いて左右逆に行ない、交互に8回繰り返す。さらに左右の手を上下逆にしておこなう。

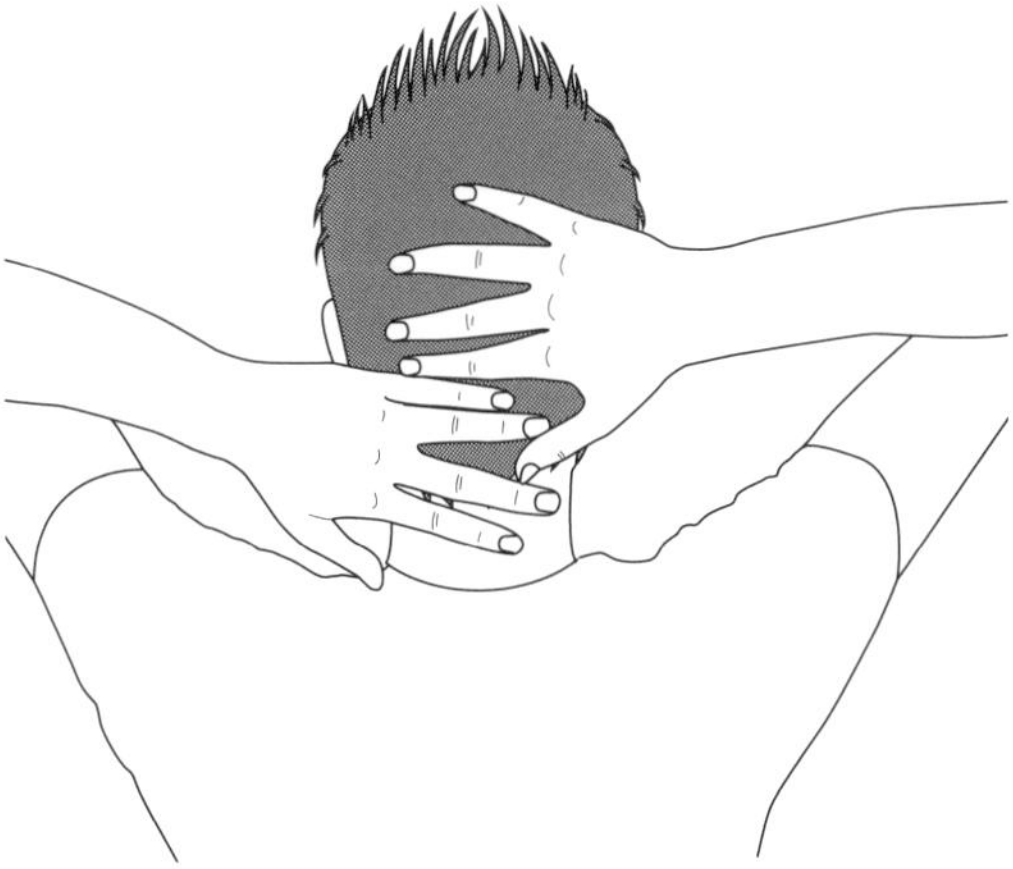

膚です。先ほどと同じように左右交互にゆっくりと慎重なる動きを繰り返します。頭が下に落ち込まないように注意しましょう。手を離して首の解放度をチェックしてください。

半棘筋《はんきょくきん》をユルめる

僧帽筋の内側の深部には後頭骨から半棘筋という筋肉がついています。背骨を中心に左右対称についていて頭の乗り具合の調整にかかわっています。ところが良くない体の使い方が原因なのか左右の緊張度が乱れてしまい、頭のバランスがおかしくなってしまうのです。

頭はとっても重たいもので、実のところボーリングの球が首の上に乗っかっているといってもよいくらいなのです。うまくバランスがとれていると頭は首の上でヤジロベエのように安定して動けるのですが、変な緊張が首筋肉に生じると頭を後方に引っぱってしまうのです。

これが頚部を押しつぶして姿勢や呼吸の乱れなど様々な身体不調和の原因になるのです。頭蓋解放をおこないながら、なおかつ後頭部の筋膜をユルませて頭と首のバランスを整えると、身体全域に高いリフレッシュ効果をもたらします。

右手の中指を後頭骨右側の底部の皮膚にはりつけます。左手の中指は左右対称になるように

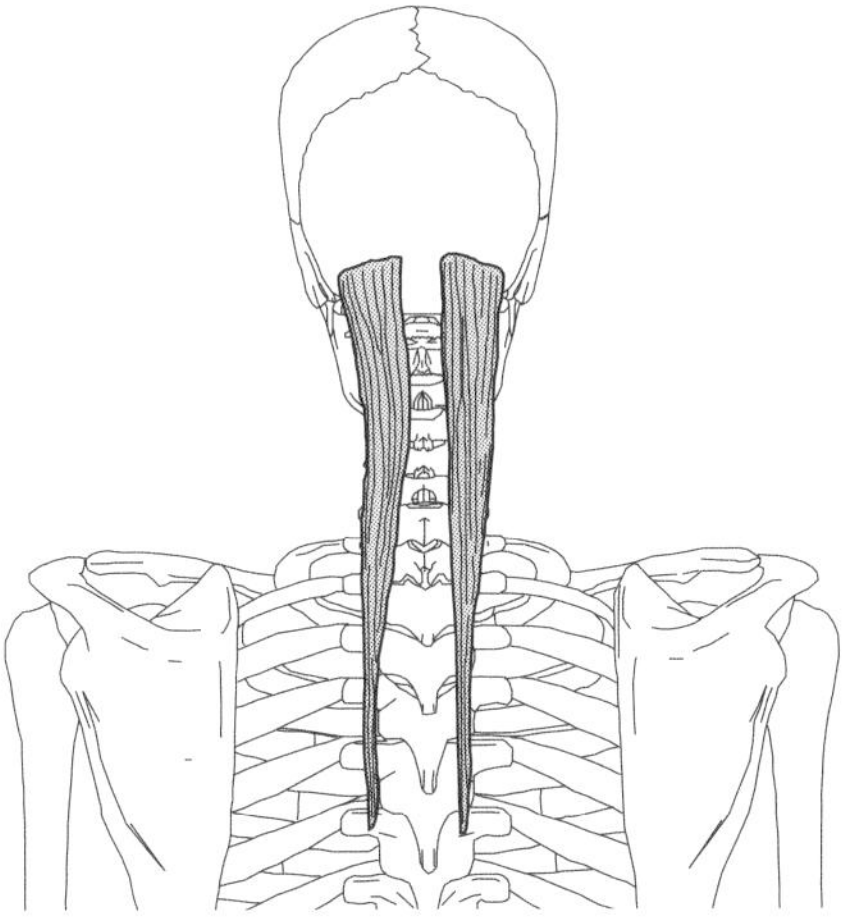

半棘筋

◆半棘筋をユルめる
右手の中指を後頭骨右側の底部に、左手の中指は左右対称になるように後頭骨左側の底部に、それぞれ第1関節を当てるようにはりつける。両中指で皮膚を右側にゆっくりと動かす。続いて左側に動かす。左右を繰り返すことによって僧帽筋がユルんできて、その深部の半棘筋が感じとれるようになり、やがて半棘筋もユルんでくる。

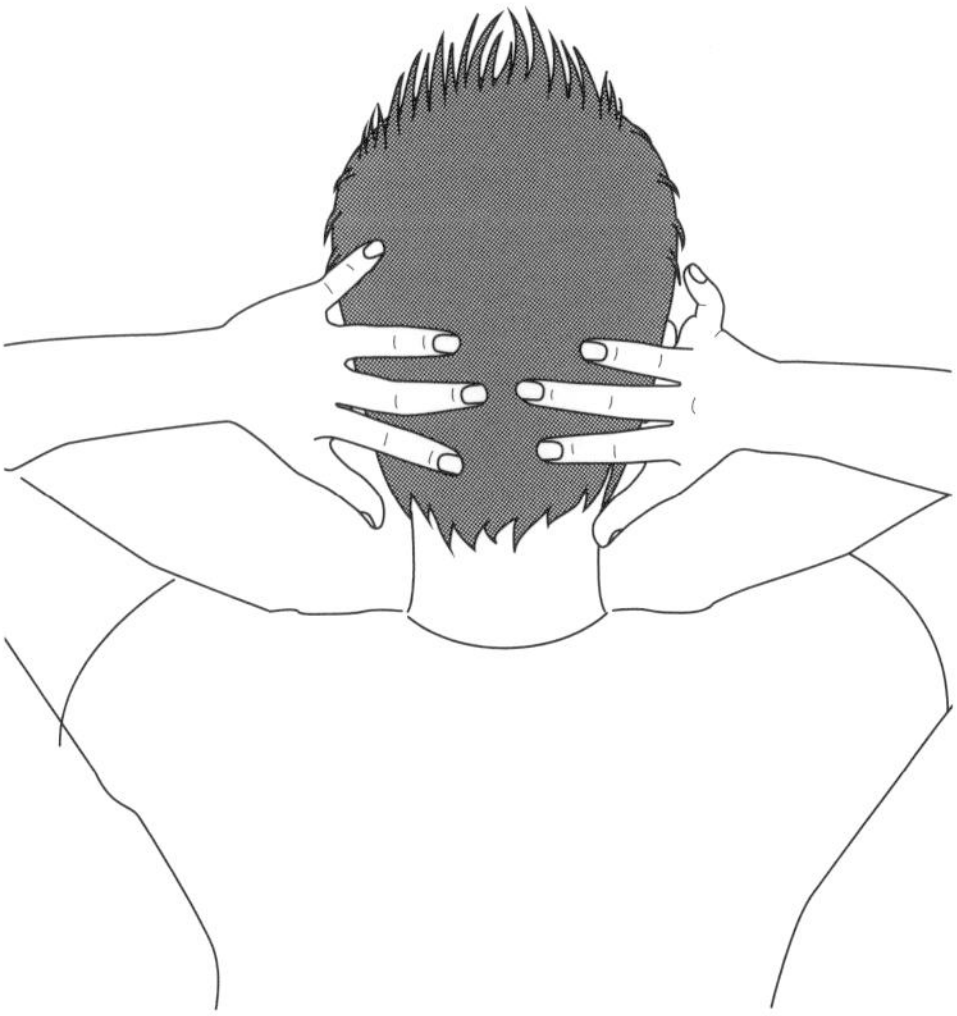

後頭骨左側の底部です。指先ではなくて第1関節をはりつけるようにするとうまくいきます。

そしてはりつけた左右の中指で皮膚を右側にゆっくりと動かします。いきなりギューッとやるとユルめることはできません。慎重におこなってください。今度は左側に皮膚を移動させてください。ゆっくりと皮膚を左右に行ったり来たりを繰り返します。すると表面層の僧帽筋がユルんできて、深部の強めの筋肉が浮上して指で感じとることができます。それが半棘筋です。

半棘筋の筋膜がユルみ始めると、だんだん指の動きも単純に左右の直線的なものではなくてグニャグニャ方向性が変わってきます。上下方向や斜め、円を描いたりさせながら、人差し指や薬指も動きに参加させてその周辺の筋膜をどんどんユルめてください。

斜角筋《しゃかくきん》をユルめる

左の指全体を首の左、右の指全体を首の右にそれぞれはりつけると、とっても頑丈な筋肉があるのに気がつきますね。斜角筋です。この筋肉の左右のバランスがおかしくなっている人もたくさんいます。

人差し指が首のつけ根にくるようにはりつけてください。そして左側の皮膚を前方で右側の

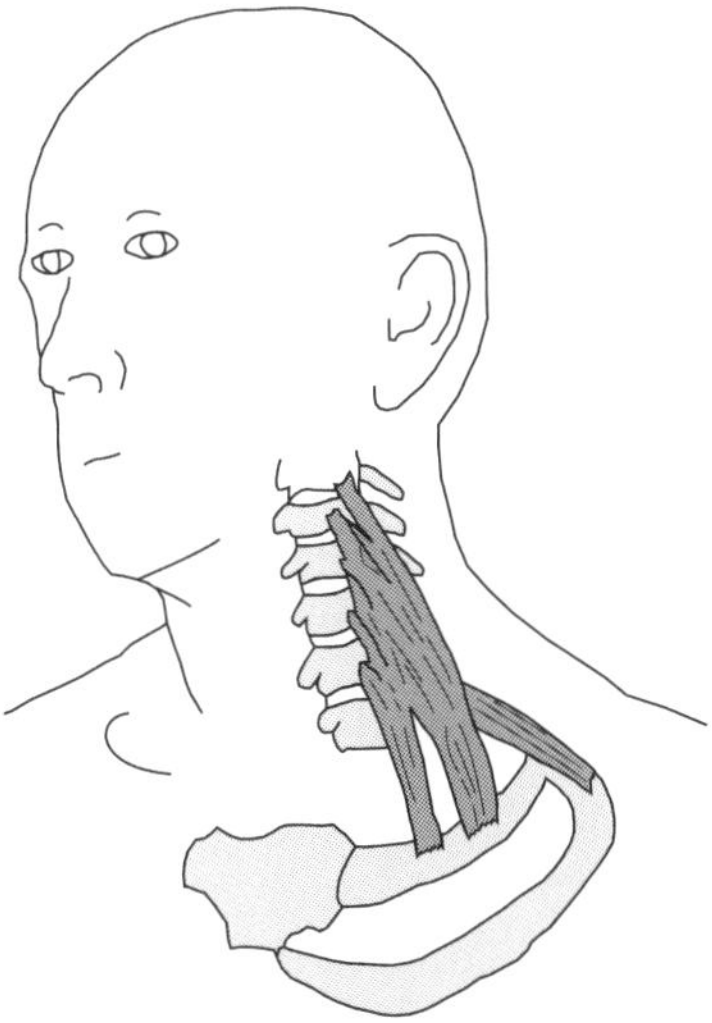

斜角筋

◆斜角筋をユルめる

両人差し指が首のつけ根にくるようにはりつけ、左側の皮膚を前方、右側の皮膚を後方に動かす。続いて逆をおこない、これを交互に繰り返す。やがて斜角筋がユルんでくる。

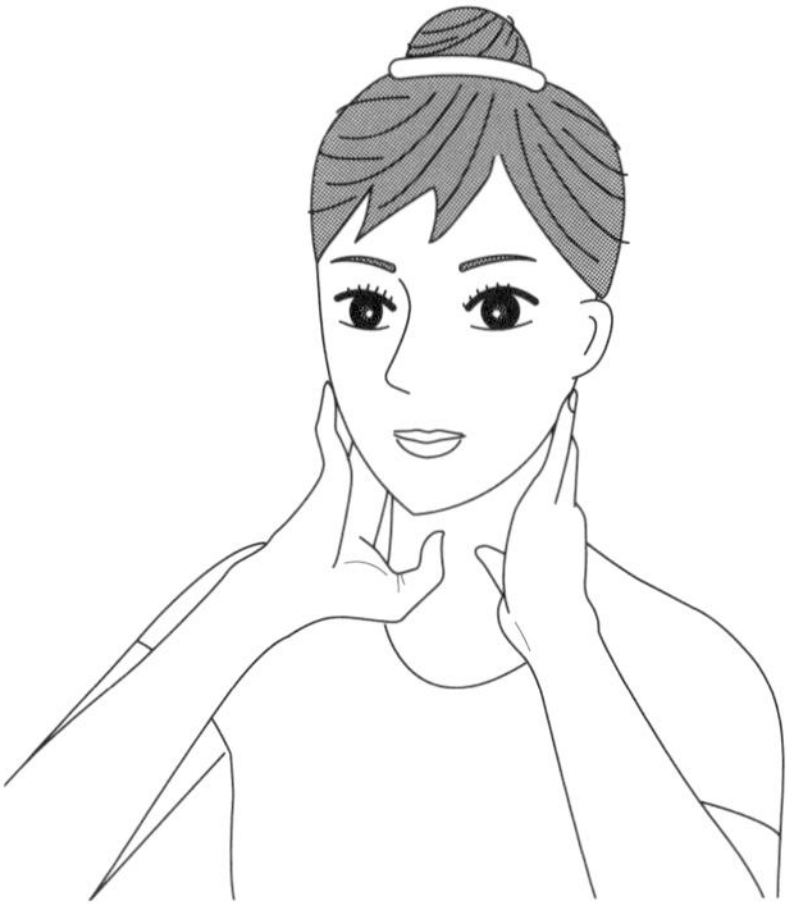

トップジョイント（頭蓋骨と第1頸椎の関節）は乳様突起の高さにある。両中指を乳様突起に当てて結ぶと、そのラインが頭のバランス軸となる。

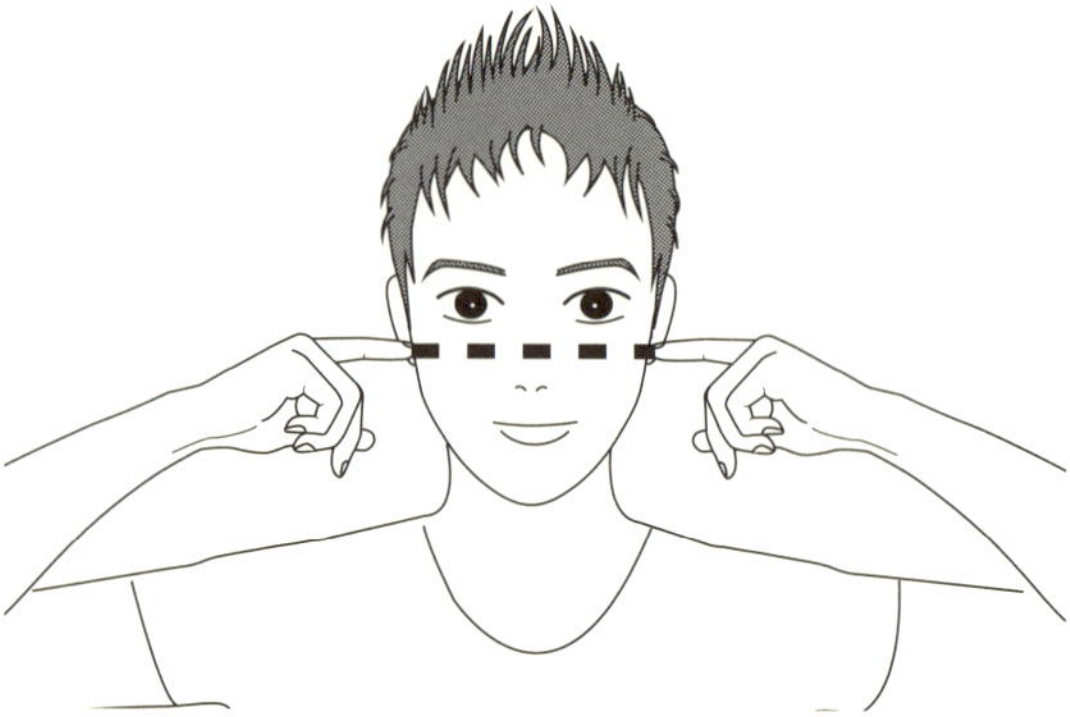

皮膚を後方に動かします。

次に左皮膚が後方で右皮膚が前方というように交互に動かします。首の横側の皮膚はなかなか大きく動きますので筋膜がユルむのを指で感じとりやすいでしょう。

動きを追いかけるように動かしていくと、あれだけ固まっていた左右の斜角筋もウソのようにユルんでバランス調整されます。

さて僧帽筋、半棘筋、斜角筋の一連の操作で首がとってもスッキリした状態になったはずです。さらに操作を続けて次に頸部トップジョイントを解放してしまいましょう。

頸部トップジョイント解放

頭蓋底と第1頸椎の関節を解放させるのです。この部位をトップジョイントと呼びます。

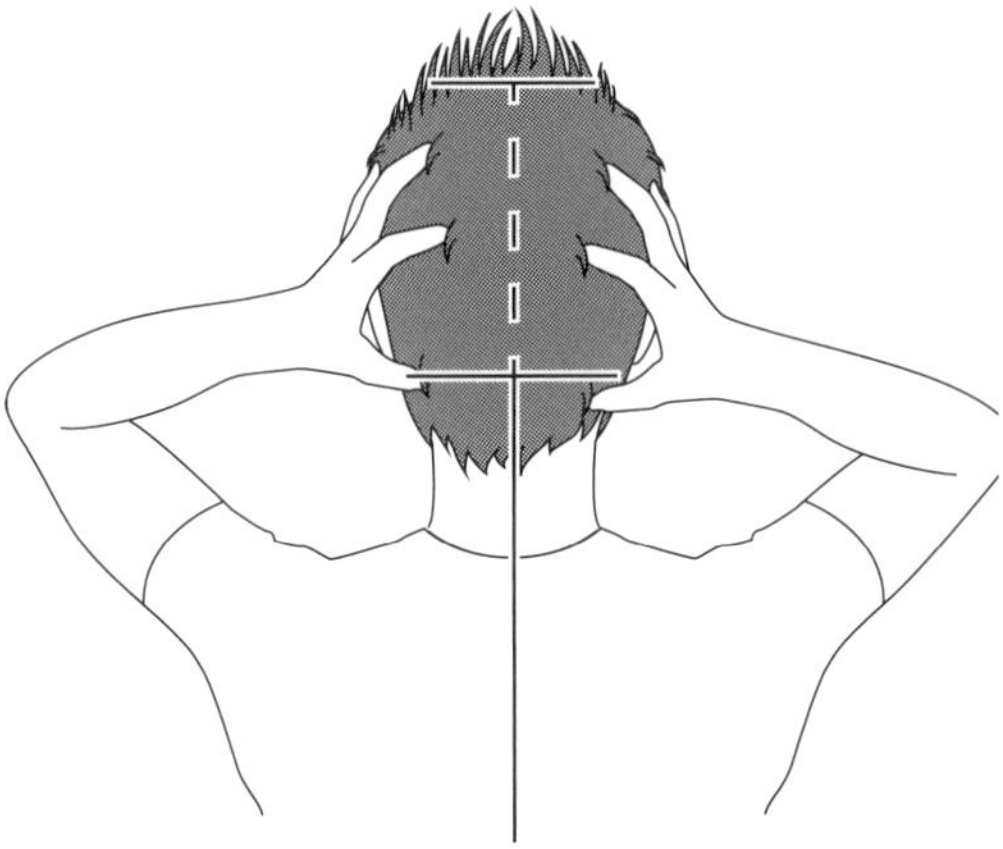

◆頚部トップジョイント解放手順　パート1
手のひらを大きく開いて右手を右側頭部、左手を左側頭部にはりつけ、親指は左右の乳様突起に当てる。両手で頭をわずかに左右に傾ける。頚椎も一緒に傾かないように。

トップジョイントの位置は耳の穴のすぐ後ろに乳様突起というゴツゴツ突き出た骨がありますが、だいたいその高さにあります。左右の乳様突起に横軸が入っていると想像してください。

中指の先端を左右の乳様突起につけてみてください。頭はこの軸の上でバランスがとられているべきなのです。うなずくときはこの横軸から頭を動かすとよいのです。

解放手順　パート1

手のひらを大きく開いて右手を右側頭部、左手を左側頭部に壁にはりつくイモリの手のようにペッタリと接触します。押しつけないで吸盤のように吸いつけるのです。

親指は左右の乳様突起に触れるようにします。両手の操作でトップジョイントから頭をまず右に傾けます。傾けるといってもじっさいには可動域はわずかなので、外から見てわかるようなものではありません。

次に左に傾けてみましょう。

注意点は頭を左右に傾けるときに、頚椎もいっしょに傾いてしまってはいけません。頭をトップジョイントから独立して解放させたいので、首は動かないようにします。

こういうときは首の中心に意識を向けると力まずに固定できます。頭蓋解放時には意識を外側に広げましたが、この操作ではわざと頚椎を固定させるので逆の意識の使い方になります。その状態で頭を両手で左右に傾けてください。多くの場合はそれでも首が横に曲がってしまうのです。それはイメージしているトップジョイントの位置が低すぎるからなのです。感覚はあてにならないのです。

そこでイメージしているトップジョイント位置を思い切って頭頂位置にずらして操作してみましょう。きっとうまく解放できますよ。

解放手順 パート2

歯をかみしめないでアゴを楽にしてください。左手の指を頚部左側に縦に並べてはりつけます。人差し指、中指、薬指の3本を使うとよいです。

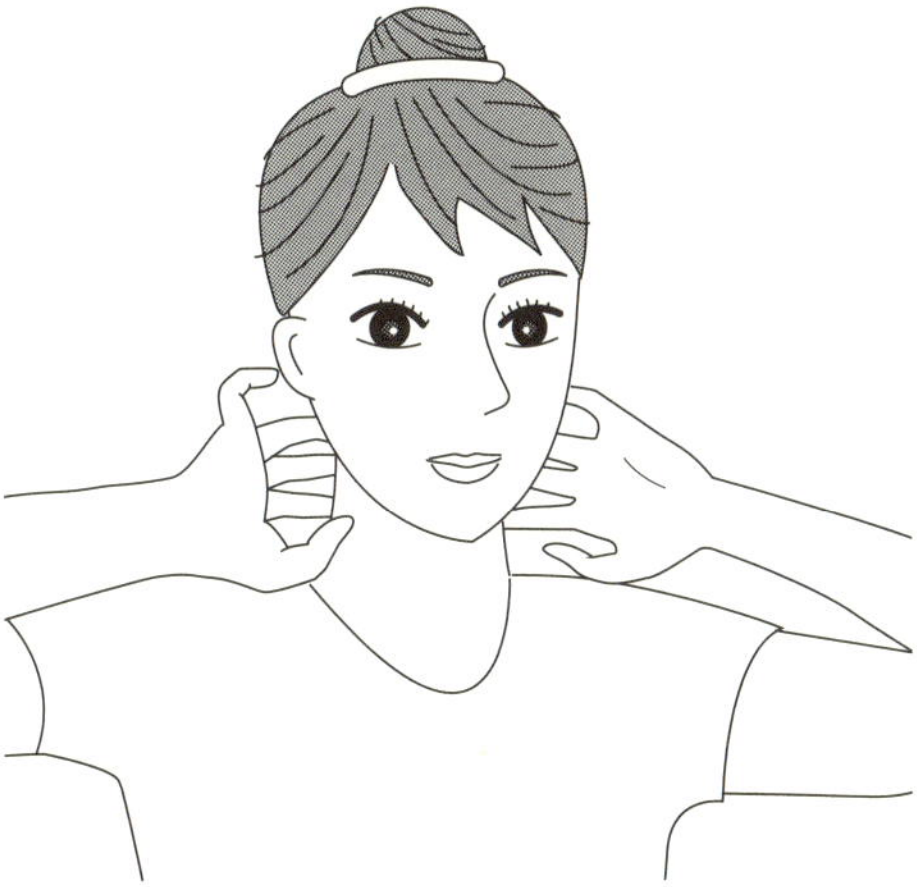

◆頸部トップジョイント解放手順 パート2
アゴを楽にし、左右の指を頸部左右側面に縦に並べてはりつける。指をソーッとトップジョイントへ向けて動かす。乳様突起の手前くらいまで皮膚を動かすとトップジョイントにゆとりができるので、その状態を維持したまま指の皮膚操作で頭を左右に回転させる。

右側も同様にセットアップします。はりついた指でソーッと首の皮膚をゆっくりと乳様突起の方向、つまりトップジョイントに向かって動かします。サランラップを動かすかのような繊細な操作です。

乳様突起の手前くらいまで皮膚を移動させるとゆとりができて、トップジョイントにスペースができます。その状態を維持したまま右指が前方向、左指が後ろ方向に前後交互に操作し、頭を左右に回転させるのです。

胴体は動いてはいけません。鏡を見ながらおこなってよくチェックしてください。

ここで強調しておきますが、**このときの頭の動きは筋肉によるものではなくて指から皮膚の操作によって動かされるものでなくてはいけません。**

皮膚から動く、するとトップジョイントは解放されて頭はなめらかで流れるような動きになります。

目の動きを頭の動きに先行させると、動きはますます軽くなりますよ。

頭の乗り方

トップジョイント解放に続いて頭の乗り方を改善します。

背骨は直線ではなくてS字の曲線ですので、バランスのとれた状態では頭は胴体に一直線上には並びません。よく良い姿勢をしようとするとまっすぐにしようとしますが、それは緊張です。スポーツ選手の宣誓式なんかではこういう引きしまった緊張感も見かけよいかもしれませんが、通常の生活でまっすぐ姿勢を続けていると疲れて背骨もガチガチになってしまいます。

一般にいわれる良い姿勢というのは機能的な姿勢とは異なります。姿勢改善の方法として頭と背中を数分間壁にピッタリつけましょうとかありますが、そういうことではないんです。好ましい姿勢はトップジョイント解放から頭の置き場所を変えることによって作られます。

やり方

アゴを楽にしてください。なんだったら口をポカンと開けっ放しでやってもよいのです。

左右の頬骨に中指をそれぞれはりつけてください。そっと皮膚を上に持ち上げて左右に動か

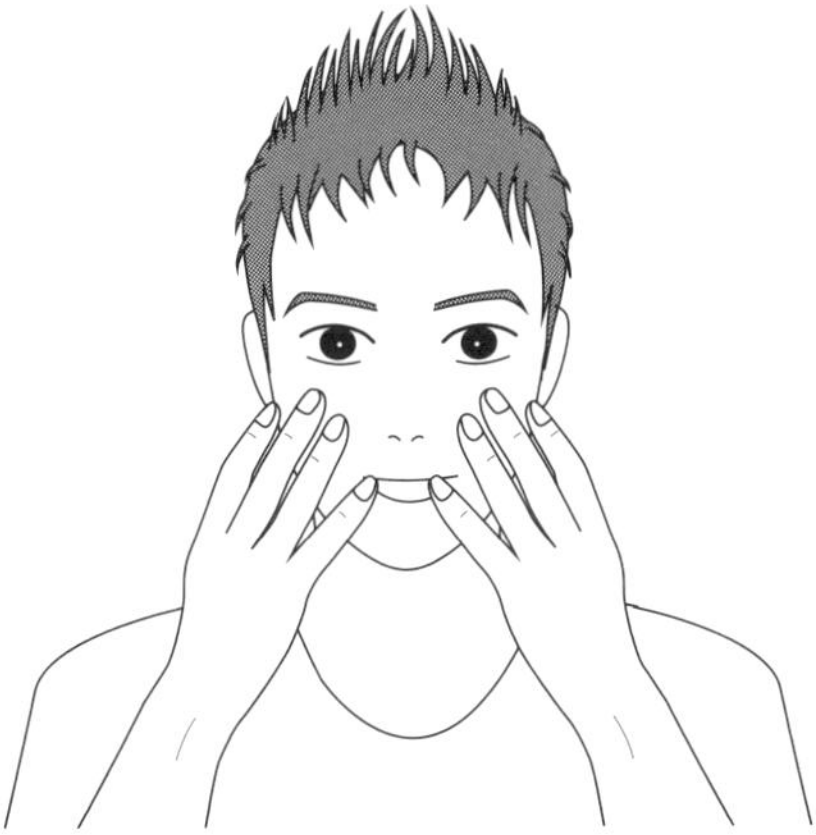

◆頭の乗り方の改善
アゴを楽にし、左右の頬骨に中指をそれぞれはりつける。そっと皮膚を持ち上げて左右に動かしながら、頭をそれに追従させて左右に回転させる。トップジョイントが解放されて頭の乗り方が良くなってくると、アゴが軽く引かれた状態になる。

しながら、頭をそれに追従させて左右に回転させます。これもやはり皮膚からの動きで首の筋肉は働かさせません。トップジョイント解放からこの動きを繰り返したときに得られる頭のバランスを「頭が前に上に行く」といって、アゴは軽く引かれた状態になります。

両肩は体の真横に向かう

首が解放されて頭の乗り方が良くなると、肩は両サイドに流れていきます。

肩が前方に突き出て固まった状態を猫背といいます。逆に後方にやると胸部が緊張して呼吸は浅くなってしまいます。

肩は体の真横に向かわせましょう。日本の着物はそういうふうにデザインされているので茶道なんか

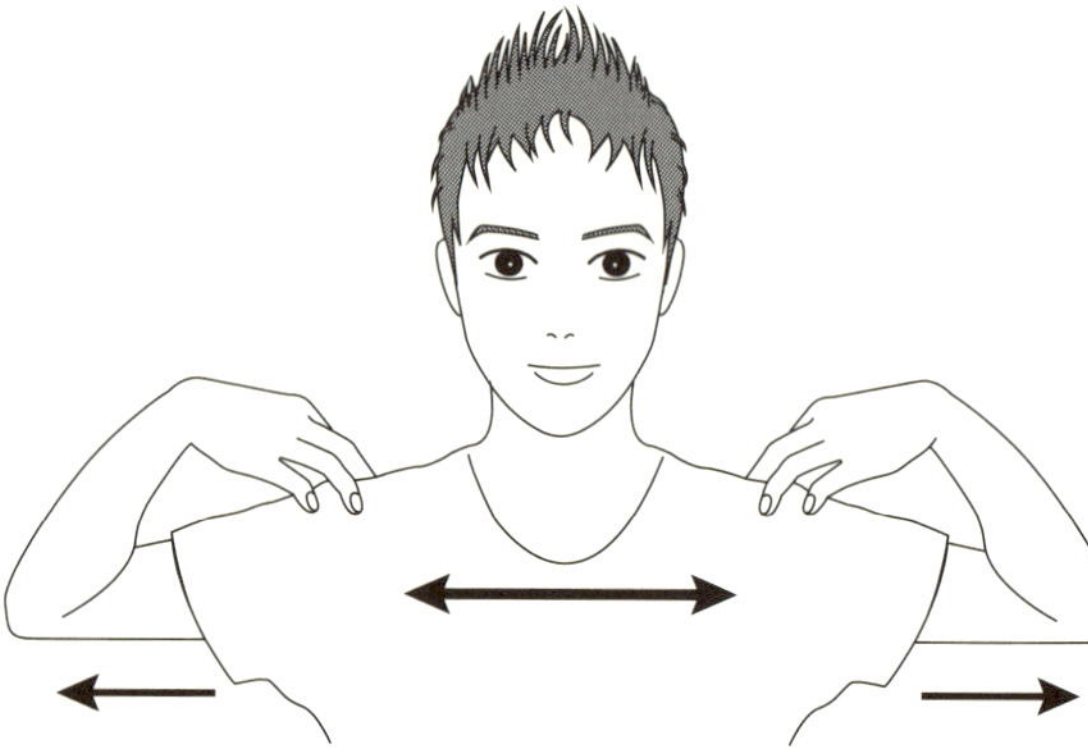

◆胸を広げる
右中指を右肩、左中指を左肩にはりつけ、ひじを外側に開く。その状態を維持して中指で肩の皮膚を外側にゆっくりと動かしていくと肩甲骨と鎖骨がそれに追従して外側に移動し、肋骨が肩の重みから解放されて胸が広がっていく。

の伝統作法にはこういう肩の方向性がよくあらわれています。

やり方

右中指を右肩、左中指を左肩の皮膚にそれぞれはりつけます。ひじを外側に開いてください。パントマイムみたいに釣り糸で横に引っぱられているのを想像するとよい感じになります。

その状態を維持して中指で肩の皮膚を外側にゆっくりと動かしていくと肩甲骨と鎖骨がそれに追従して外側に移動します。すると肋骨は肩の重みから解放されて胸は広がります。

胸部と肋骨を開く

肋骨を開こうとしてよく胸を張る人がいますが、こ

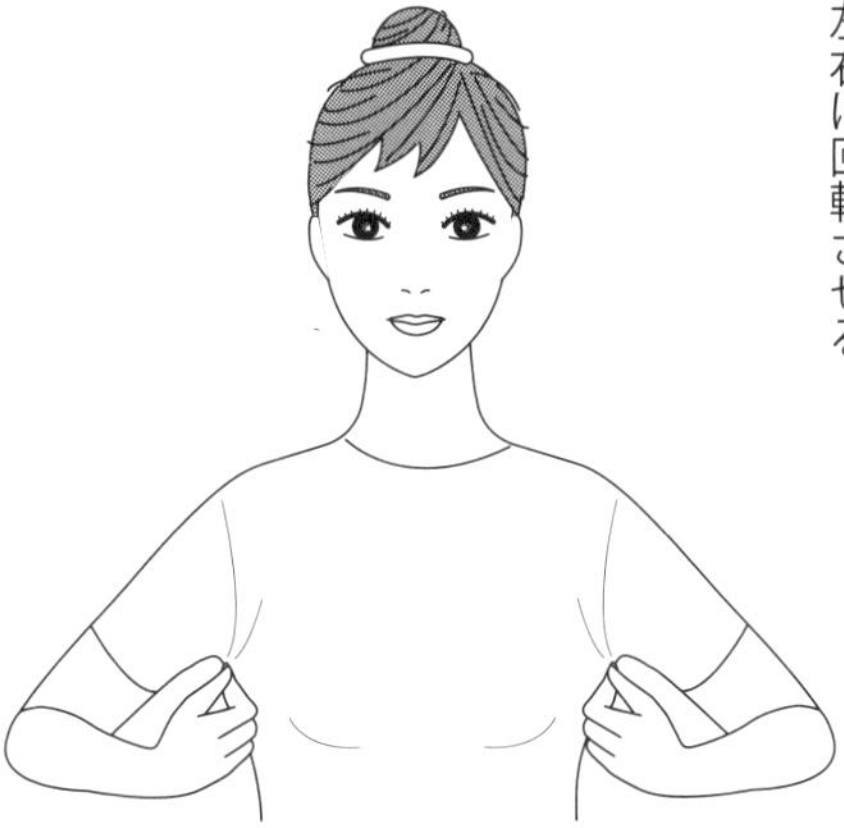

◆胸部と肋骨を開く　その1
右指4本の背面を右肋骨の側面、左指4本を左肋骨の側面にそれぞれはりつける。ゆっくりと皮膚を上に向かって移動させると肋骨が広がり、胸椎もそれに追従して伸びていく。その状態を維持したまま、皮膚を動かすことによって胴体を左右に回転させる。

れは体の前側は開いても背中側の肋骨は狭くしてしまうのです。おまけに腰がそっくり返って背骨を押しつぶしてしまいます。

肋骨の正しい開き方は前も横も後ろも全体が開いて内側からふくらんできます。

やり方その1

右指4本の背面（爪のある面）を右肋骨の側面、左指4本の背面を左肋骨の側面にそれぞれはりつけます。

ゆっくりと皮膚を上に向かって移動させてください。

すると肋骨が広がっていっしょに胸椎も追従して伸びていきますね。

その状態を維持したまま、先ほど首でやったように皮膚を動かすことによって胴体を左右に回転させます。

やはり筋肉質の動きではなくて皮膚から動くのです。

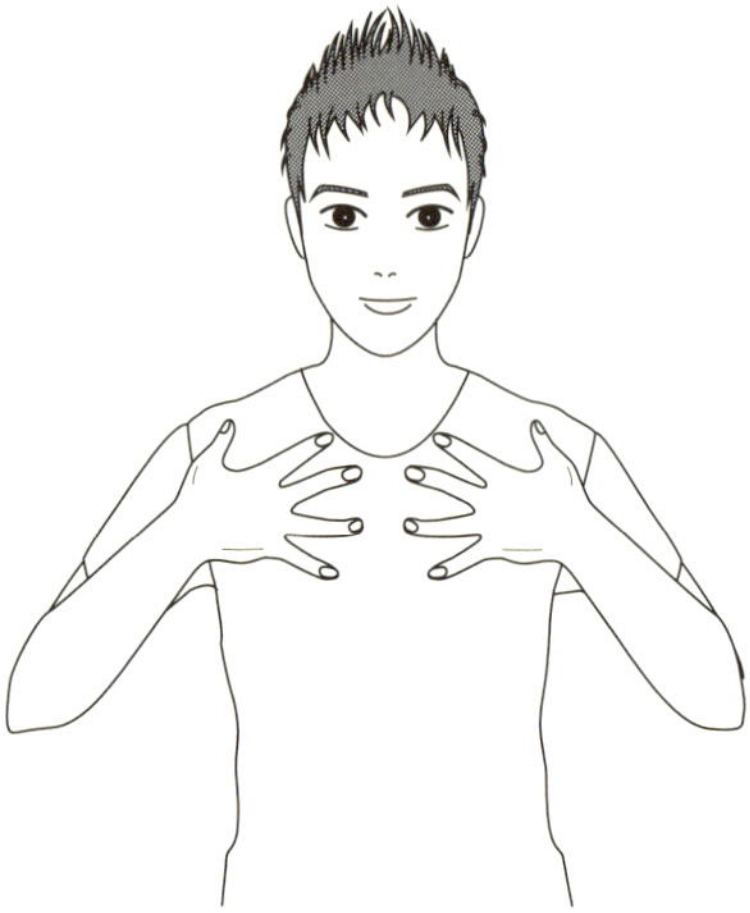

◆胸部と肋骨を開く　その2
胸骨の両サイドの肋間に左右の4本の指の腹をそれぞれはりつける。右指は上方向、左指は下方向にゆっくりと動かす。次は逆方向に動かし、これを交互に繰り返す。

やり方 その2

さらに肋骨を広げてみましょう。胸骨の両サイドの肋間に左右の4本の指の腹をそれぞれはりつけます。

肋間というのは肋骨のすき間のことです。この部分は顔や頭と違って筋肉が分厚くついていますので多少、指の圧をかけ気味にするとよいでしょう。

右指は上方向、左指は下方向にゆっくりと動かします。次は右指が下で左指が上という具合に交互に繰り返して肋間の筋膜を動かしてください。これもやはり動きやすい方向と動きにくい方向があって、動きやすい方向にどんどん導いていくと胸が開いて心臓も楽になります。

ヨーガではこの部位にはアナーハタ・チャクラがあるとして、これが働きだすと愛に満ちあふれ

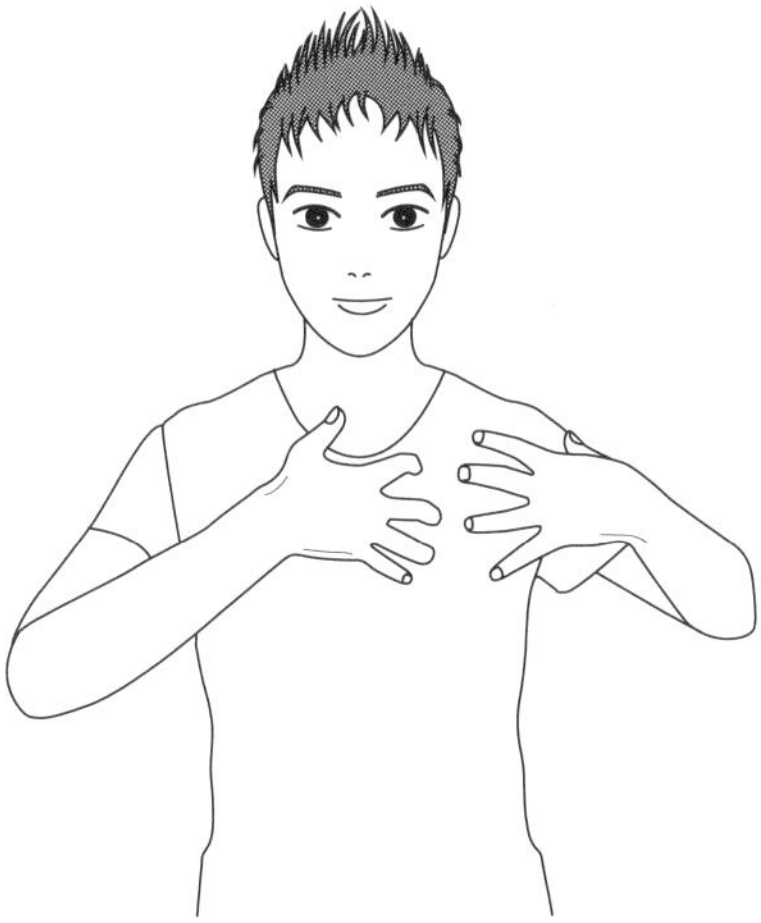

◆胸部と肋骨を開く　その3
「その2」の操作を肋骨の片側ずつおこなう。

た癒しエネルギーが増幅するそうです。

やり方 その3

肋骨の左右片側ずつおこなってください。操作法はその2と同じで肋間の筋膜を上下に動かします。

ますます呼吸中の肋骨の動きは大きくなりますよ。

やり方 その4

ついでに肋骨の横側もユルめてしまいましょう。

解剖学の本に載っている肋骨横側のイラストを見ると、なぜか背骨から垂直ぎみに描かれていることが多いのです。ギリシャ神話のヘラクレスでもモデルにしたのかしら？

触ってみるとわかりますが普通はもっともっと

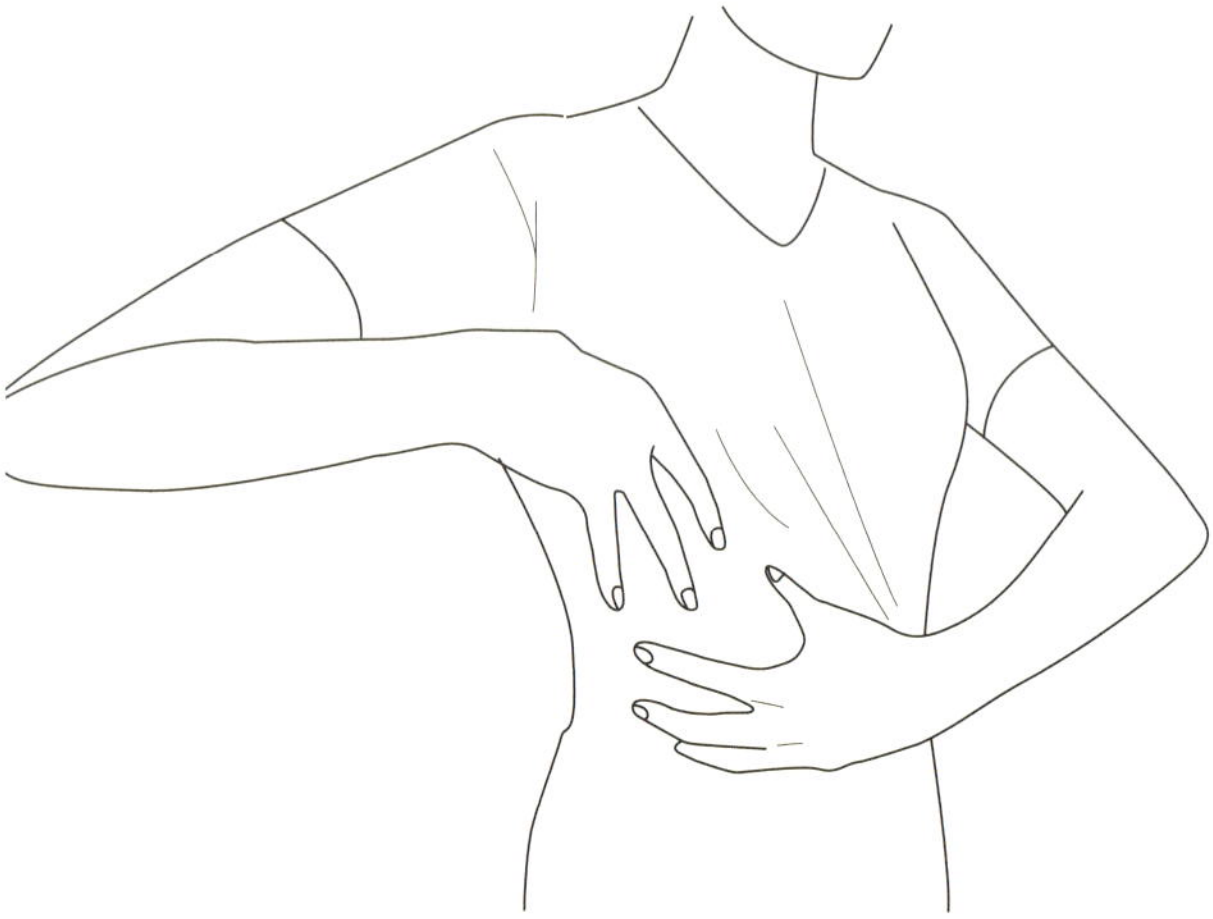

◆胸部と肋骨を開く　その4
肋間の溝に指をはりつけて動かす。ユルむと背中が伸びて広がり、呼吸がますます深くなる。

斜めについていますよね。この肋間の溝に指をはりつけて動かします。肋骨の関節は背骨についているので、ここをユルめると背中も伸びて広がって呼吸はますます深まるのです。

腰椎は伸びる

背中が伸びて広がっていくと腰椎も伸びていきます。腰椎を伸ばすというと腰を反らせてしまう人が多いですが、実はあれは逆に縮めてしまっているのです。腰椎が伸びると腰は平らになっていく傾向があらわれます。

やり方

指先を刀のようにして左右の横っ腹にブスッと軽く突きさします。

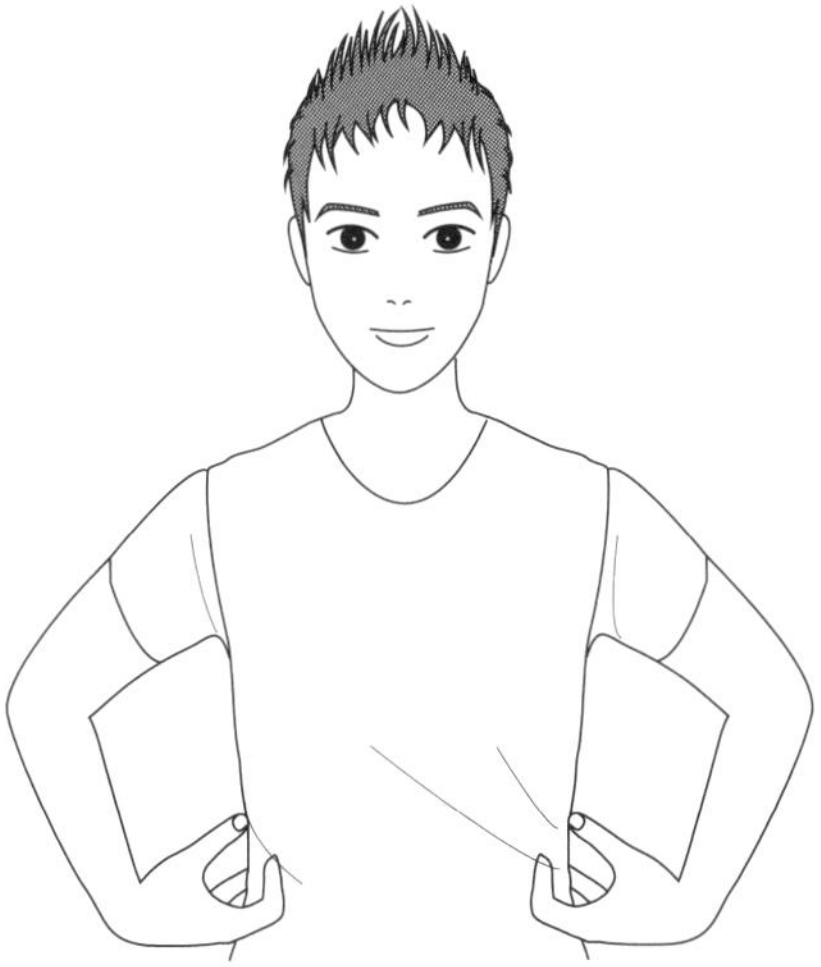

◆腰椎を伸ばす
指先を刀のようにして左右の横っ腹にブスッと軽く突きさす。横っ腹の皮をグイッと上に持ち上げ、右指を前、左指を後ろ、次に逆、という動きを交互に繰り返して胴体を左右に回転させる。

そして横っ腹の皮をグイッと上に持ち上げてください。肩が上がらないように注意です。

お腹の皮を上に持ち上げた状態で右指を前、左指を後ろという具合にこれを交互に繰り返して胴体を左右に回転させてください。すると腰椎は上へ上へとジャックと豆の木のように伸びていきます。

腰椎を伸ばそうとしてストレッチはやってはいけません。

操作結果

これらの一連の操作で体はゆったりとしてしめつけや押しつぶしのない状態になりました。

何か行動をする前とか、行動中に姿勢が悪くなってきたら、こうした操作をおこなって体の

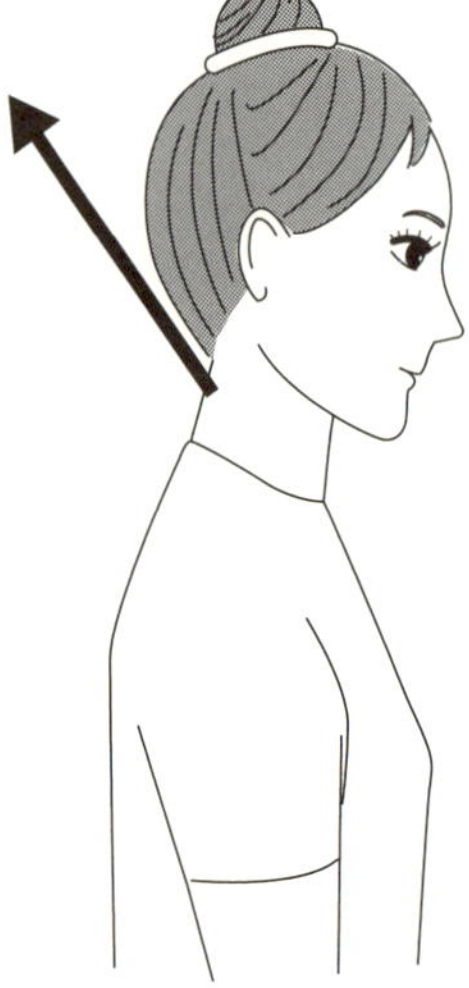

○ 頭が前に上に行って背中が広がる。

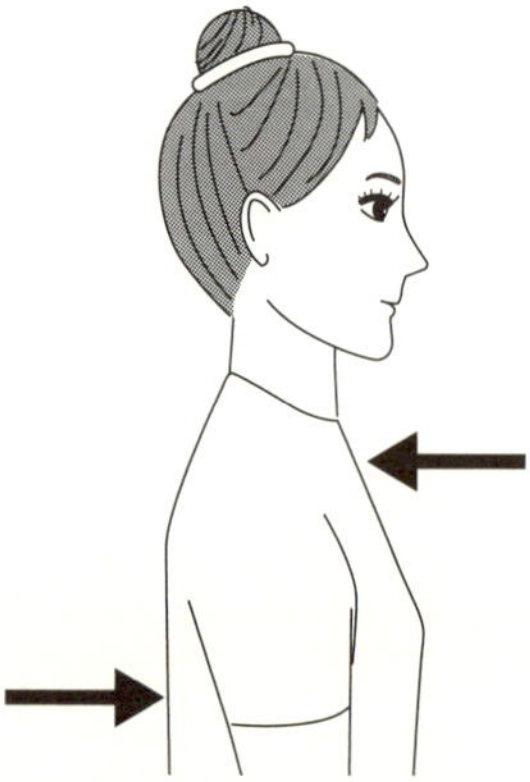

× 一直線になると胸と腰が緊張する。

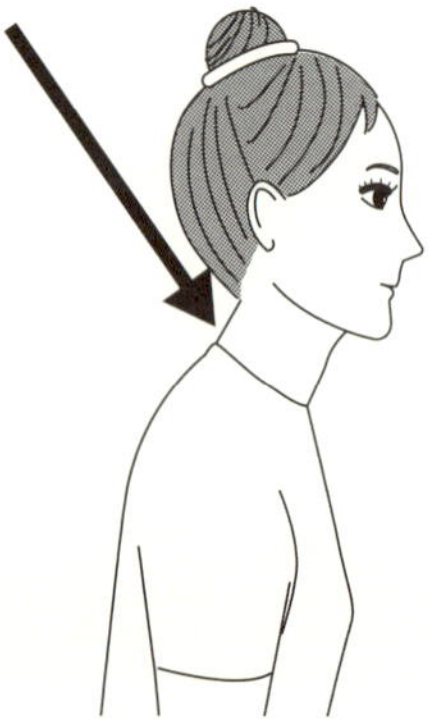

× 首が押し潰されて胸が閉じている。

バランスを調整しましょう。ニュートラルに戻してあげてください。アレキサンダーテクニックがうまく体に働いていると、

①首が解放されて自由になっている
②頭が前に上に向かっている
③背中が伸びて広がっている

という3つの特性が全部同時に体にあらわれます。これは第2章で述べた頭皮が前頭骨に向かう方向性と一致します。

◆ひとくちコラム「抑制《よくせい》」

アレキサンダーテクニックには「抑制」というワークがあります。本書は頭蓋解放をメインにしているのでこれについては触れるつもりはなかったのですが、アレキサンダーの関係者から卑怯者と思われては困るので少しだけ説明しておきます。

以前、ある神社で昇殿参拝をしたときのことですが、参拝者が10名ほどいて隣の人とザワザワ話をしていました。神主さんがやって来たのですがおしゃべりは止みません。

しかしその神主さんが静かにじっと立っているとだんだん参拝者の話し声はなくなって、や

がて静かになりました。そのタイミングを見はからって神主さんは祝詞をゆっくりと一字一字ていねいに読み上げ始めたのです。するとその場にスーッと冷んやりとした空気が流れて体温までもがいくぶん下がったような気がしました。

参拝者はみな目に見えない独特な雰囲気に気がついたのか静まりかえり、空間はおごそかで崇高さを感じさせるものに変わってしまったのです。

このように待つ心、常に周囲と自分との関係を観察して一つ一つの動きを大切にすることを「抑制」といいます。

手軽にできる練習方法としては、外に出て5分ほど歩いてみましょう。ただし歩くスピードを普段の2分の1の遅さにします。ビデオのスローモーションのように歩いてください。簡単そうですがやってみると意外と難しいのです。

歩くだけでなくこの本のページをめくる動作、後ろを振り返ったりや食べ物をかむ、日常生活のありとあらゆる動きを2分の1のスローモーションでやってみてください。練習を続けると筋肉質の力みのある動きではなくて皮膚感覚で体をなめらかに動かせるようになります。

骨盤と股関節を安定させる体操

サザランドが研究したクラニオセイクラルセラピーでは頭蓋仙骨システムとして、骨盤もまた頭蓋骨の動きを反映するとしています。ここでは仙骨に働きかける方法として野口整体の「整体入門」に書かれている恥骨操法というのをやってみましょう。

野口整体では恥骨操法は一切の皮膚病を治すとしていますが、私はむしろ下半身を安定させるのにとっても優れた方法だと思い、これを自分なりにいじくって改良してみました。

骨盤は左右の腸骨、仙骨、尾骨のユニットのことです。そして恥骨は骨盤の全面の部分です。

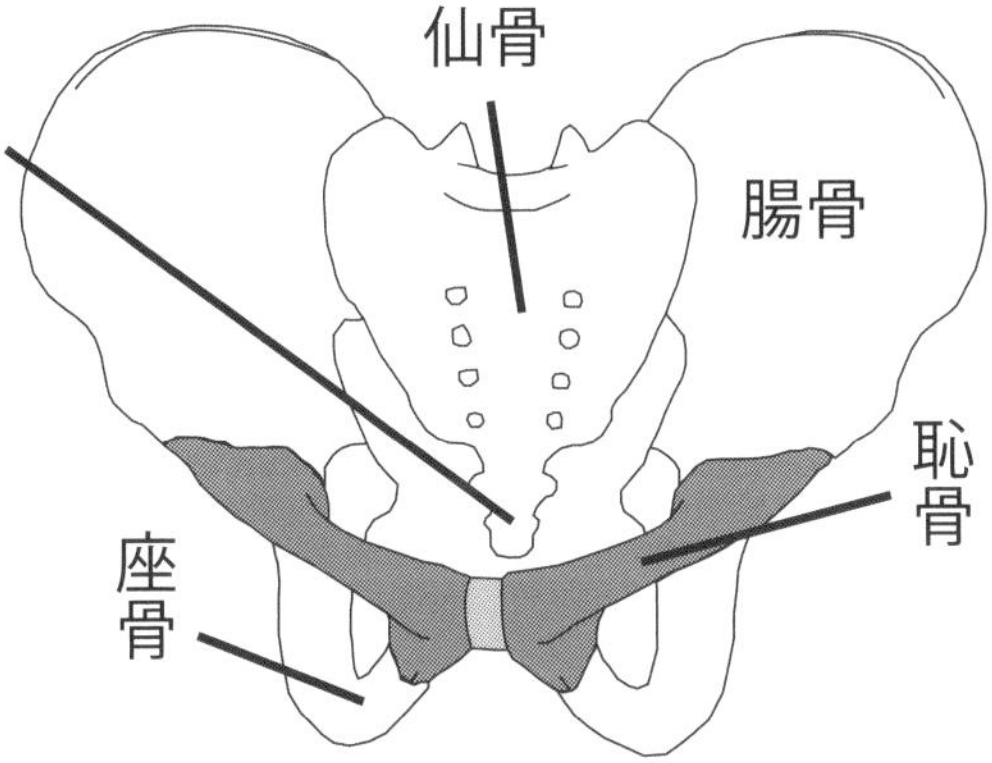

やり方

◆恥骨操法（改良バージョン）

①足を肩幅に開いて立ち、両中指で恥骨に触り、その恥骨を足方向に押し下げる。同時に息を吐きながらつま先立ちになって全身伸び上がる。

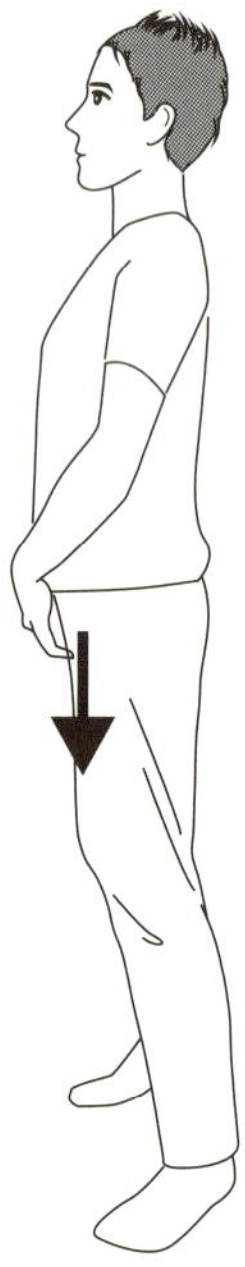

②息を吐ききったら、息を吸いながら恥骨を下から頭方向に持ち上げてかかとを着地させる。

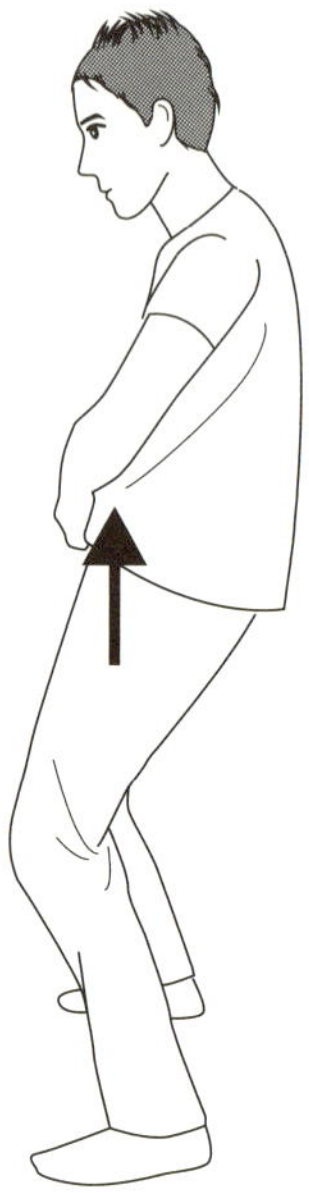

野口整体オリジナルの恥骨操法は仰向けでおこなうとされていますが、改良バージョンでは立ち姿勢でやります。

足を肩幅に開いて立ってください。両中指で恥骨に触ってみてください。そして恥骨を足方向に押し下げます。同時に息を吐きながらつま先立ちになって全身伸び上がります。

息を吐ききったら今度は息を吸いながら恥骨を下から頭方向に持ち上げて足のかかとを着地させます。背中がちょっと丸まる感じです。これまで同様に恥骨の上の皮膚を操作しておこなってください。実は頭蓋仙骨システムでは脊髄液の循環のために、こうした動きがCRI周期で起こっているのです。

伸び上がったときにはお腹の皮がとっても広がるのに気がつきますか？ ヨーガではお腹にはマニプーラカ・チャクラがあって、これが働きだすと逆境にあっても平静な心を保つとされています。腹のすわった人になりましょう。この動きを3回繰り返します。

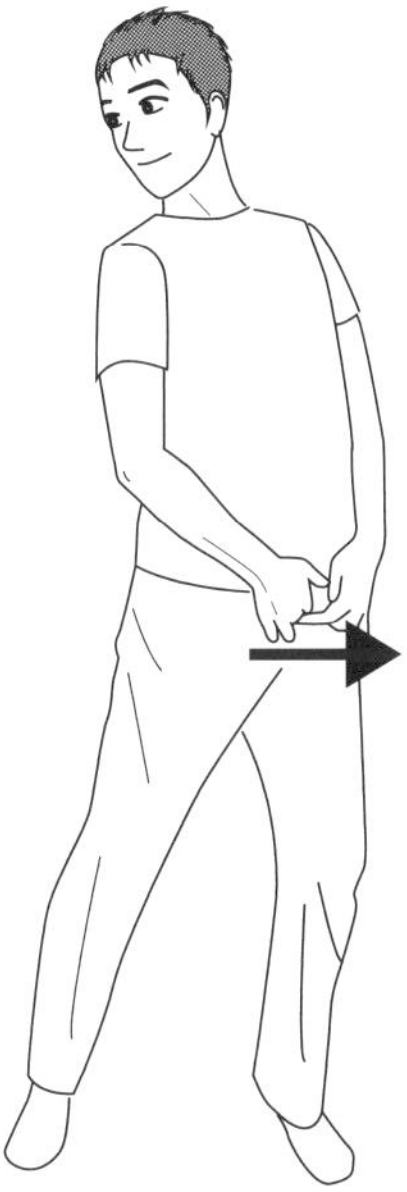

③最後に再び息を吐きながら恥骨を押し下げて伸び上がったところで止まる。つま先立ちを維持して恥骨を左方向へ移動させる。頭は右に回転させて胴体をねじるように。次に恥骨を右、頭を左に、これを3回繰り返す。

最後にもう1度、息を吐きながら恥骨を押し下げて伸び上がったところで止まります。つま先立ちを維持して恥骨を両中指で左に移動させてください。

この時、頭は右に回転させて胴体をねじるようにします。次に恥骨を右に移動しながら頭は左を向きます。これこの動きを3回繰り返します。これで終わり。

◆恥骨操法（改良バージョン）応用
足を肩幅に開いて立ち、息を吸いながら両中指で恥骨を左肩方向に持ち上げる（右足のかかとを持ち上げ、骨盤を左に突き出すように）。続いて息を吐きながら恥骨を押し下げて右足かかとを着地させる。次に恥骨を右肩方向に持ち上げる（左足のかかとを持ち上げ、骨盤を右に突き出すように）。続いて息を吐きつつ恥骨を押し下げて左足かかとを着地させる。これを3回繰り返す。

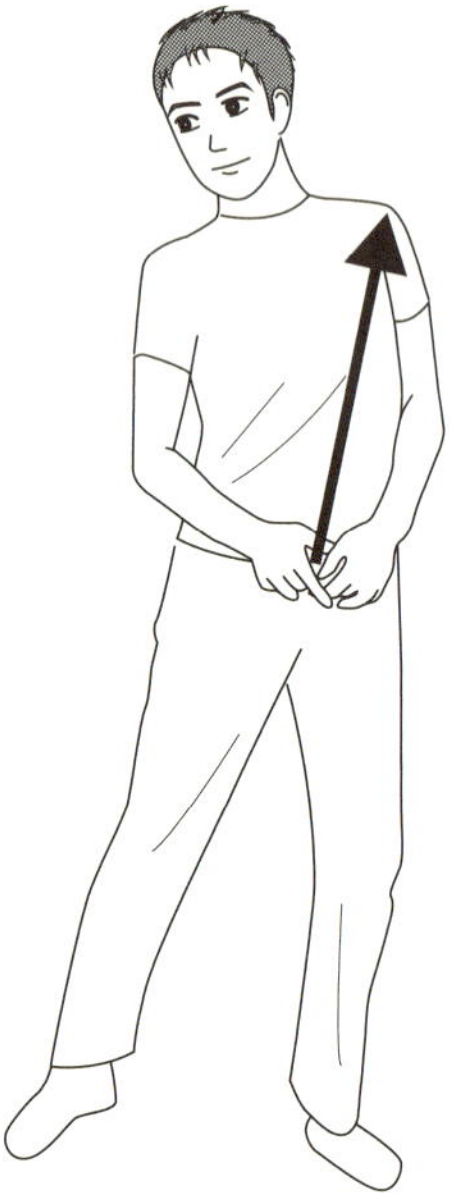

歩いてみてください。たったこれだけで骨盤と股関節、そして腰椎までもがとっても安定してよい感じになっていますね。

この体操をさらに応用してみましょう。足を肩幅に開いて立ちます。息を吸いながら両中指で恥骨を左肩方向に持ち上げてください。右足のかかとを持ち上げて骨盤を左に突きだすとよいです。

それから息を吐きながら恥骨を押し下げて右足かかとを着地させます。次に恥骨を右肩方向に持ち上げます。息を再び吸いながら左足かかとを上げて右に骨盤を突きだす。それからまた息を吐きながら恥骨を押し下げて左足かかとが着地。これを3回左右で繰り返します。
簡単ですがけっこうな柔軟体操になりますね。

尾骨と股関節間の解放

こちらも骨盤に働きかける操作法です。今度は骨盤の後ろ側にある尾骨を操作します。骨盤の尾骨と仙骨を混同している人がいますが、仙骨は腰椎の土台の大きめの骨で尾骨は仙骨の終端で動物のしっぽの名残といわれている部分です。ついでに言っておくと坐骨というのは骨盤の底です。イスに座って両手をお尻の下に置くと左右に突起がありますがそれが座骨です。骨盤の形状はとっても複雑で私もいまだにうまく視覚イメージすることが難しいです。先ほどの体操とは違って、指でもろにヒップの筋膜をひろげるやり方をします。

やり方
右手の中指と薬指を尾骨の左側にはりつけます。左手の指は左の座骨から4センチくらい上の部分にはりつけて指間を広げていきます。
やはり動きやすい方向に開いていくのですが、お尻には大殿筋が分厚くこってりついていま

◆尾骨と股関節間の解放

右手の中指と薬指を尾骨の左側にはりつける。左手の指は左の座骨から4センチくらい上の部分にはりつけて指間を広げていく。

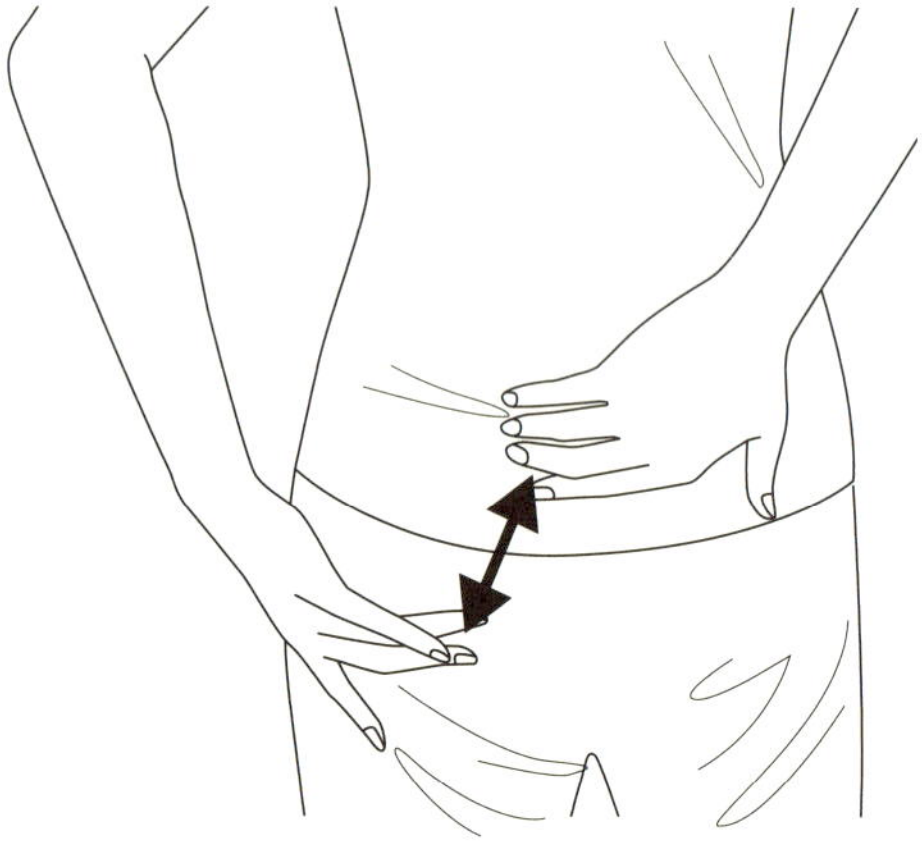

右手は尾骨のまま、左手の指を左脚の大転子の内側にはりつける。左右の指間の筋膜をゆっくりと広げていく。

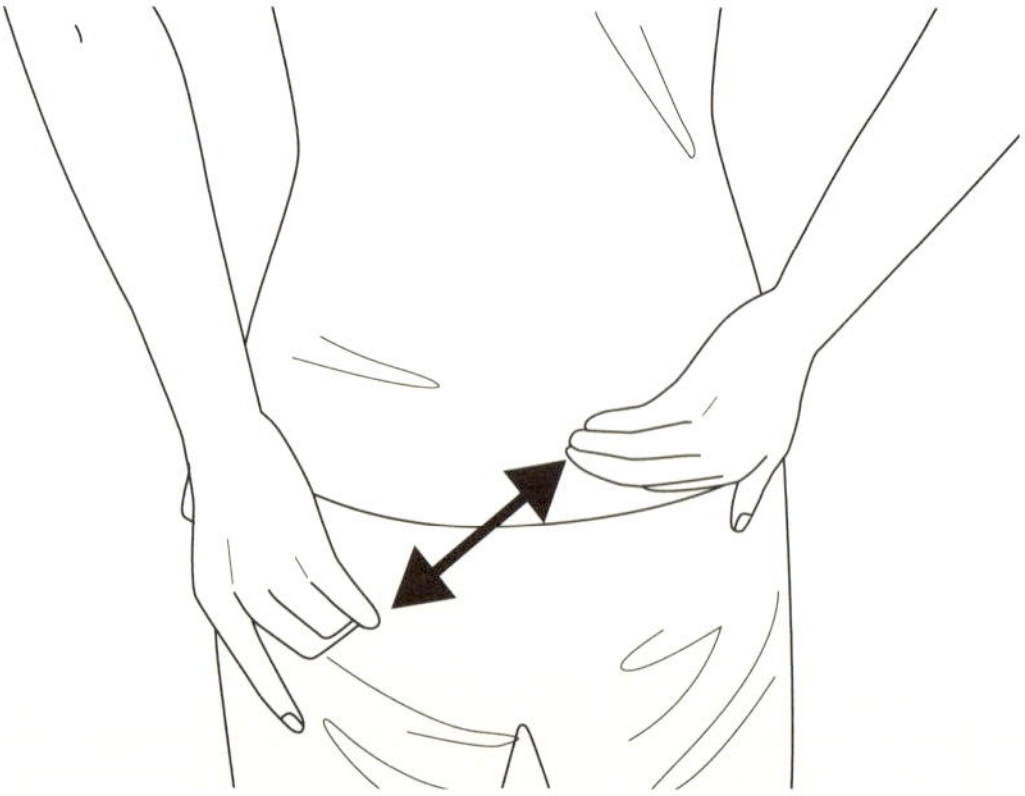

すので頭の操作のような感じではなくて、それなりに圧を加えることになります。ただし5の力で済むものにいきなり10の力を加えたりしてはいけません。テレビのボリュームだっていきなり全開にするとびっくりしちゃいますよね。ヒップの筋膜の流動性を吟味しながらユルめていってください。

次に右手の指は尾骨のままですが、左手の指は左脚の大転子の内側（つまり左股関節です）にはりつけます。やはり大殿筋が分厚いのではりつけるというよりはもぐり込ませる感じです。そのセッティングで左右の指間の筋膜をゆっくりと広げていきます。触るポイントが的確だと、まるでチューインガムのようにニューッと伸びていきます。

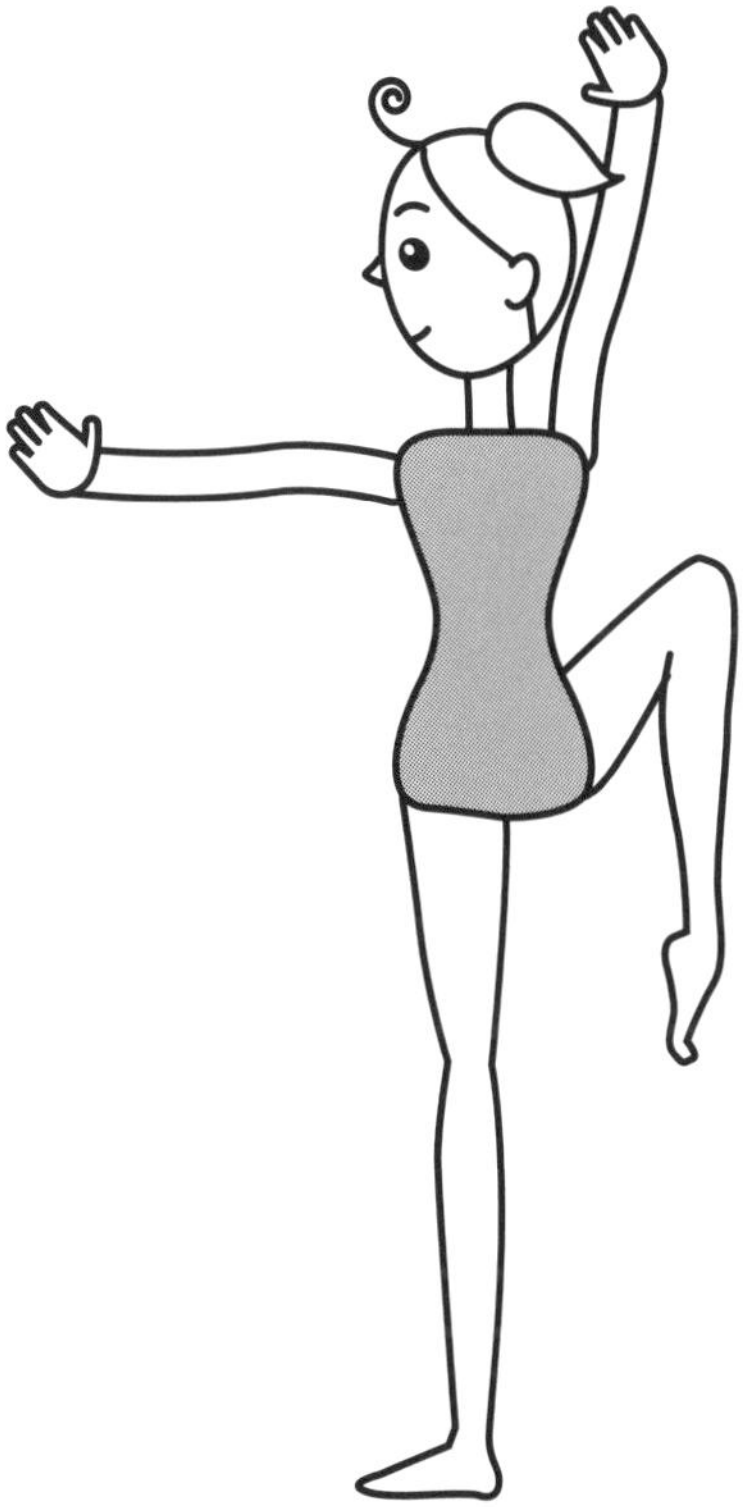

操作そのものはそう難しいものではありませんが、慣れないうちはポイント探しに多少とまどうかもしれません。

これら二ヶ所以外にもユ

ルむポイントはたくさん埋もれているので、左手の触るポイントをどんどん変えて尾骨との間を広げていってください。また、右側ヒップでも同様におこなってもらってよいのですが、利き脚だとかねじれる方向に傾向みたいのがあって、立ち姿勢では右ヒップはなぜかユルまないことが多いです。一説によると内臓の配置が左右の重心バランスに影響を与えているとも言われていますが、いずれにしても人の体は見かけは対称でも機能的には左右非対称のことが多いのです。それでもとにかくこの操作をおこなうと仙骨のねじれや傾きが修正されて腰の安定感はたいへん高まります。また解放が起こると余計な脂肪が取れ、ヒップは引きしまってアップに持ち上がります。筋膜に詳しい人は応用ワザとして床に横になって操作をおこなうと右ヒップにおいても深部解放やセルライト除去も可能になります。

ヨーガでは尾骨にムーラーダーラ・チャクラがあるとして、生命エネルギーの象徴であるクンダリニーの蛇がとぐろを巻いて眠っているのだそうです。この蛇が目覚めると人は爆発的な行動力を発揮しますが、突いたりして無理やり起こすとかみつかれます。からかっていったん怒らせると手がつけられなくなりますので、この尾骨の操作もこれまで通りやはり慎重にそーっとおこなってください。

また仙骨にはスヴァーディシュターナ・チャクラがありこちらは感情エネルギーの源だそうです。仙骨を解放させるときっと愛と平和に目覚めた人になるはずです。

筋膜のねじれは経絡のねじれ？

皮膚から筋膜のねじれをとって頭蓋骨をユルめるとフワーッと「何か気のようなもの」が流れるのを感じませんか？　これは「何か気のようなもの」じゃなくて、ずばり気の流れそのものなんです。

私たち日本人は日常でもよく「気が流れる」という言葉を使っていますが、いざ「気を感じる」とか言うと急にうさん臭く思ってしまう人が多いですね。さらに「気が見える」とまで言うと完全にオカルトか宗教の世界にされる風潮があります。

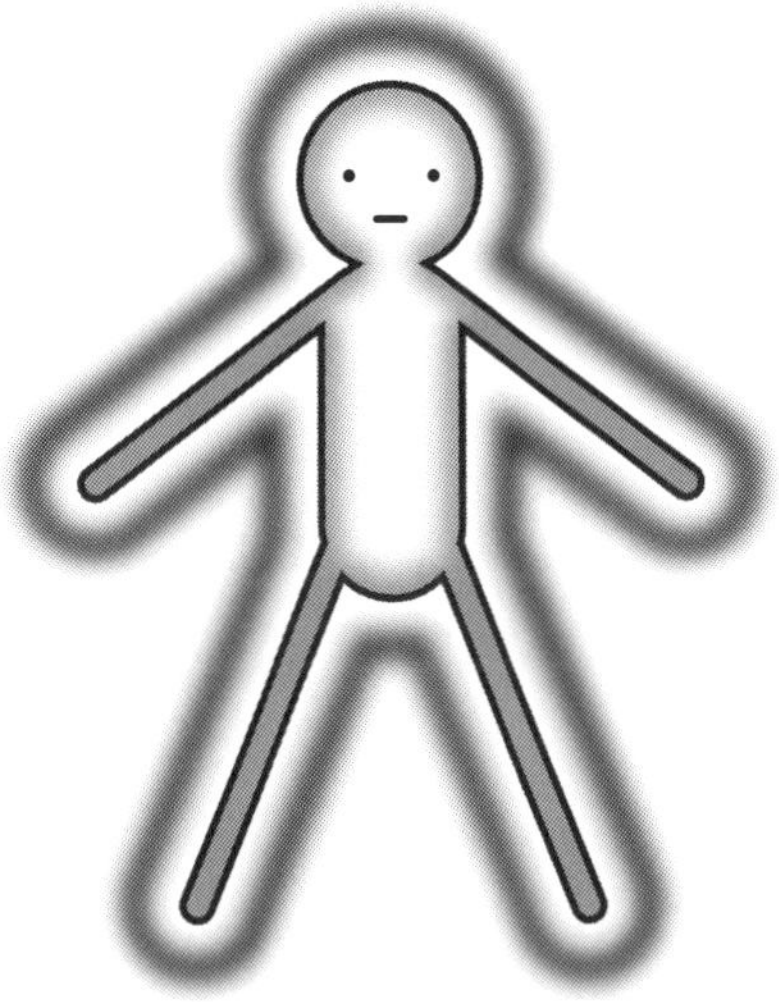

生きている人間はみんな気を持っています。気がないのは死んだ人間です。気を感じるのも見えるのも本当はそんなに特殊なことではないのですが「気なんかあるはずない」という思い込みが感覚にマスクしているのです。

音や文字を光で知覚できる共感覚なんていうのも認められていますし、また私たち人間には想像力という素晴らしい能力があるわけですから、本当にこんなのはよくあることでどってことありません。

実のところ、書店に並んでいるここ最近の脳科学本を参照すると見えないのが錯覚、見えるのが正常といってもよいくらいなのです。

筋膜がユルむと経絡が開いて気の流れが増幅されて、熱感とともに体外へ放射されます。これがオーラです。

オーラは意識とリンクしているので外に広がるほど心の状態も自由で開放的になります。筋膜のネットワークを頭頂からつま先、指先まで追っていくと経絡とずいぶん似たルートになります。

実際には両者は異なりますが経絡からのアプローチもテクニックとしては十分使えます。経絡に詳しい人は皮膚から経絡のねじれを取るような発想でおこなうのもよいでしょう。

指をはりつける位置も不思議と「ツボ」と一致したりもするもんです。ただし「ツボ」という言葉を使うと「押す」というイメージが一般に定着しているので、それにひっかからないように注意してください。押してはいけません。引き寄せてください。

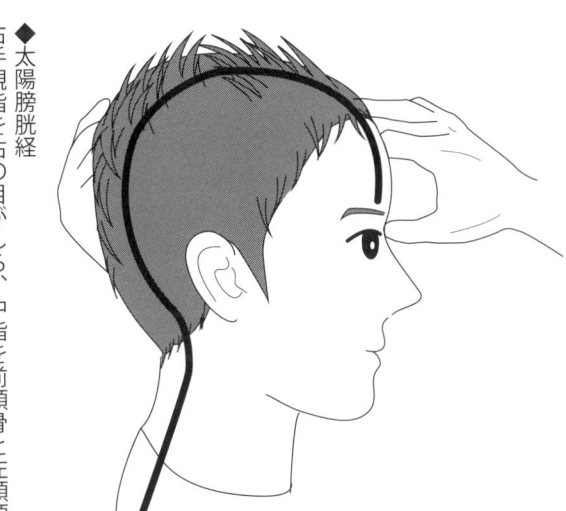

◆太陽膀胱経
右手親指を右の目がしら、中指を前頭骨と左頭頂骨の接合部、左手の薬指を頭頂骨のやや右側、親指を後頭骨の底部右側にはりつける。4本の指をわずかにこっそりと動かして、各指間の気の流れを感じとる。左側も同様におこなう。

やり方

経絡は東洋医学の哲学的な部分も含めて非常に複雑です。ここではとりあえず頭蓋解放を理解しやすいものとして、頭部の太陽膀胱経と小陽胆経の2つのルートをいじってみましょう。

太陽膀胱経

この頭部ルートは目がしらから頭頂部、そして後頭部から背中に沿っています。これを筋膜に照らし合わせると眼輪筋―前頭筋―帽状腱膜―後頭筋―半棘筋になります。

このラインに沿って指を並べてみましょう。右手親指を右の目がしら、中指を

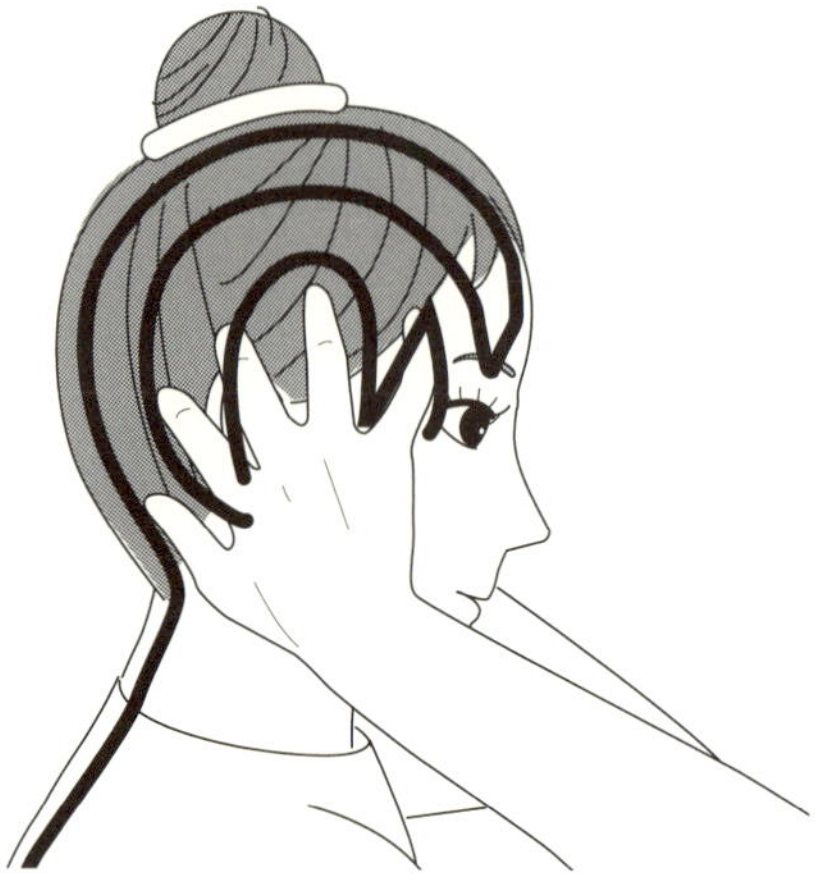

◆少陽胆経
右手の5本の指を開いて右側頭骨の接合ライン上に並べる。左側も同様にセットアップし、5本の指をゆっくりと慎重に動きやすい方向に動かして、各指間の気の流れを感じとる。

前頭骨と左頭頂骨の接合部（コロナル縫合）、左手の薬指を頭頂骨のやや右側、親指を後頭骨の底部右側（右半棘筋のつけね）にはりつける。4本の指をわずかにこっそりと動かして各指間の気の流れを感じとってください。左側でもおこないます。

少陽胆経

このルートは側頭骨と頭頂骨の接合ラインによく似ています。右手の5本の指を開いて右側頭骨の接合ライン上に並べます。

左側も同様にセットアップしてください。頭皮にはりつけた5本の指をゆっくりと慎重に動きやすい方向に動かして、各指間の気の流れを感じとってください。

コンセプトが変わるとこれまでのやり方とは一味違った調整感が頭から背中にかけて感じられるでしょう。

仕事で疲れた頭を休ませるクラニオ瞑想法

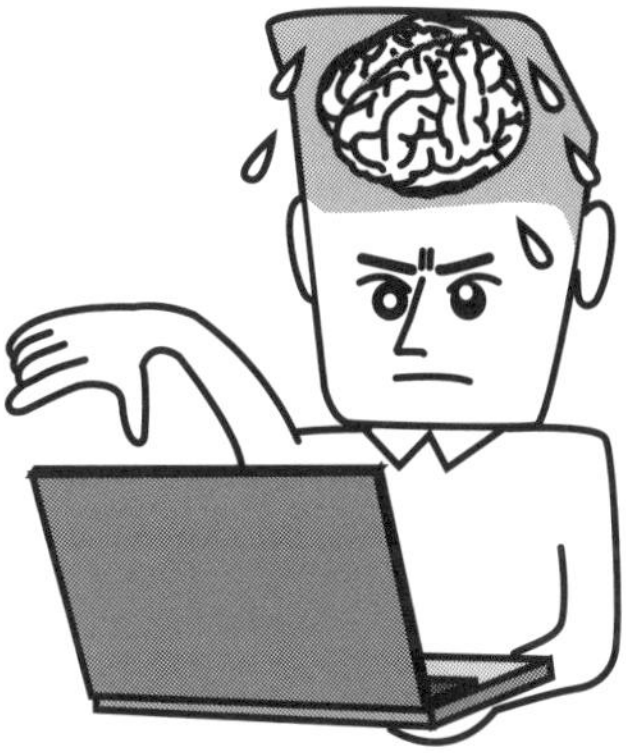

パソコンを使って長時間集中して仕事をすると頭が疲れてしまいますよね。会社なんかだとこうしたことが朝から晩まで、忙しい時期には深夜まで残業が重なる休みなしの毎日なんていう人がいます。

こんなことが続くと脳のパフォーマンスは低下してしまうので、本当は個人にとっても職場にとってもいいことなしなのはもうわかりきっているのですが、期日に間に合わないとか今後10年分の仕事がすでに山積みになっているとかの理由で休みたくても休めない、そんな人がいます。

先日、通勤時の混雑した揺れる電車の中で立ちながら肩に大きいショルダーバッグ、左手にノートパソコンを開いて右手でカタカタ、キーボード打っているスーツ姿のたいへん器用な人を見てとっても驚きました。よほど差し迫った仕事があったのでしょうか。そんな忙しいさなかでも鞄に入れていたこの本をたまたま読んでいたりするかもしれません。

帰宅中にこの瞑想法について読んでくれていたらチャンスです。家に着いたらさっそく床の上にあお向けになってそのまま20分間、クラニオ瞑想の開始です。（クラニオ・セルフトリートメントは通常座っておこないますが、この瞑想はあお向けでやります）

やわらかいベッドの上や布団の上ではいけません。瞑想するつもりがそのまま眠りこんでしまいますからね。

眠るのと瞑想での休息は違います。何が違うのかというと瞑想は体感するものなのです。その瞬間の気持ちよさやすがすがしさに気づいて味わってリフレッシュさせるものです。

睡眠もいうまでもなくおろそかにしてはいけない大切なものですが、休みなく働きづめの人はストレスの切り替えがなかなかうまくできなくて、睡眠中にも職場での人間関係や仕事での問題をそのまま引きずってしまうのです。

瞑想はそうした外部から生じた心身のストレスを切り替えることができるので、お坊さんだけでなく実社会で瞑想を生活に取り入れている人は案外いるものです。スティーブ・ジョブズやビル・ゲイツは仕事がどんなに忙しくても瞑想に集中する時間だけは必ず取っていたそうです。

しかし、いざ瞑想といってもやり方もわからないし座禅をしてみたけど足がしびれるだけで何も起こらなかったなんていう体験を以前したことがある人もいるかもしれません。

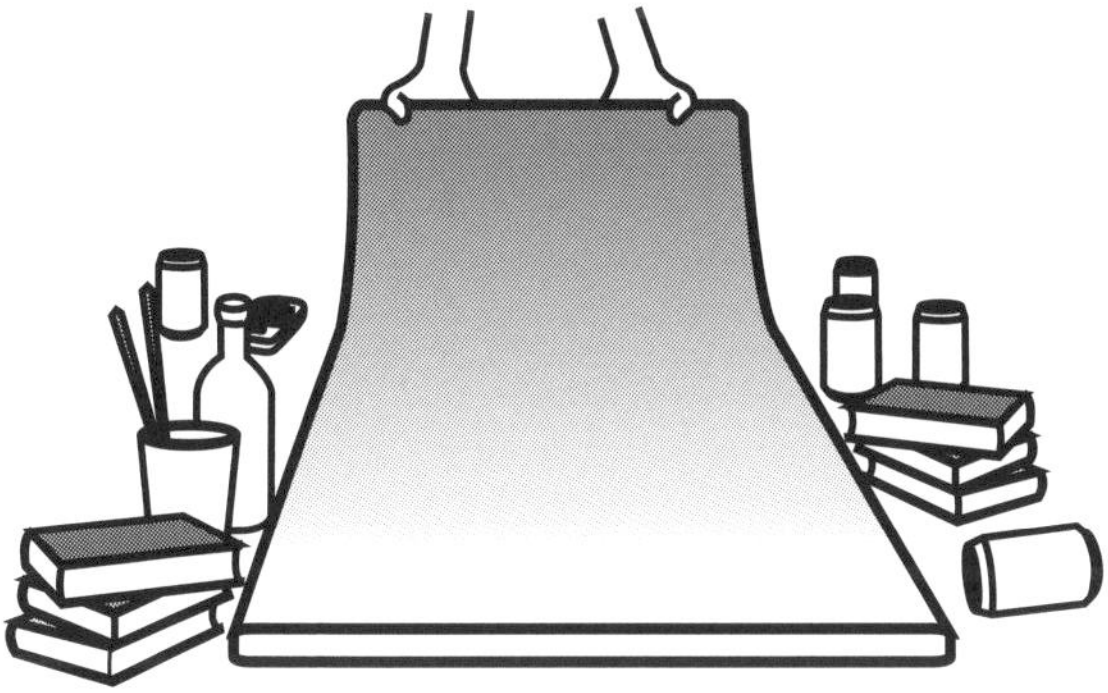

禅寺なんかに行くときれいな庭園なんかがあり落ち着いた空間が整っているので、そうした場にいるだけでも瞑想的な雰囲気にさせてくれるのですが、ゴチャゴチャ散らかった自宅の部屋で瞑想となると、それ相当な経験者でなければなかなか難しいものです。

ところがこのクラニオ瞑想は頭蓋骨をユルませてクラニオリズムといわれる周期的な動きをとらえて一時的な静止状態（無の境地）に導くもので、脳波はリラックスのアルファ波を超えてシータ波（時にはデルタ波）までいっきに鎮静化します。ダイレクトに深い意識状態に変成させてストレスの切り替えが自動的に起こるので、あお向けになるスペースがあればそれだけで誰もがその場でおこなうことができます。

まあ、床が固いフローリングの場合は仙骨が当たって痛くなるので、ヨガマットか毛布を敷いておこなうのがよいでしょう。ベストなのは厚さ15ミリのお風呂マットです。2枚縦に並べると最高の瞑想場が整いますよ。


クラニオリズムはサザランドの研究によるとCRI（Cranio Rhythmic Impulse）、ミッドタイド、ロングタイドと3つの階層があって肉体レベルの動きから気やオーラなんかの生体エネルギーの動きにまであらわれるとしています。

特にCRIは一時的に静止することがひんぱんにあって、静止時には意識は変容して深い静寂感、時空を超えた無の状態を体感します。このレベルでは日常の様々な問題は意識の中から切り離されるので、肉体には気持ちのよい解放が起こります。すると神経系は本来のあるべき好ましい状態に戻るように働いて体と心をリセットさせてくれるのです。

実はこういうのは日常生活でも時々起こっていることで、芸術家なんかが仕事に没頭して息をするのも忘れていたなんていうときがそうです。ヨーガではこういうのをケーヴァラ・クンバカといって宇宙と融合した状態をいうそうです。

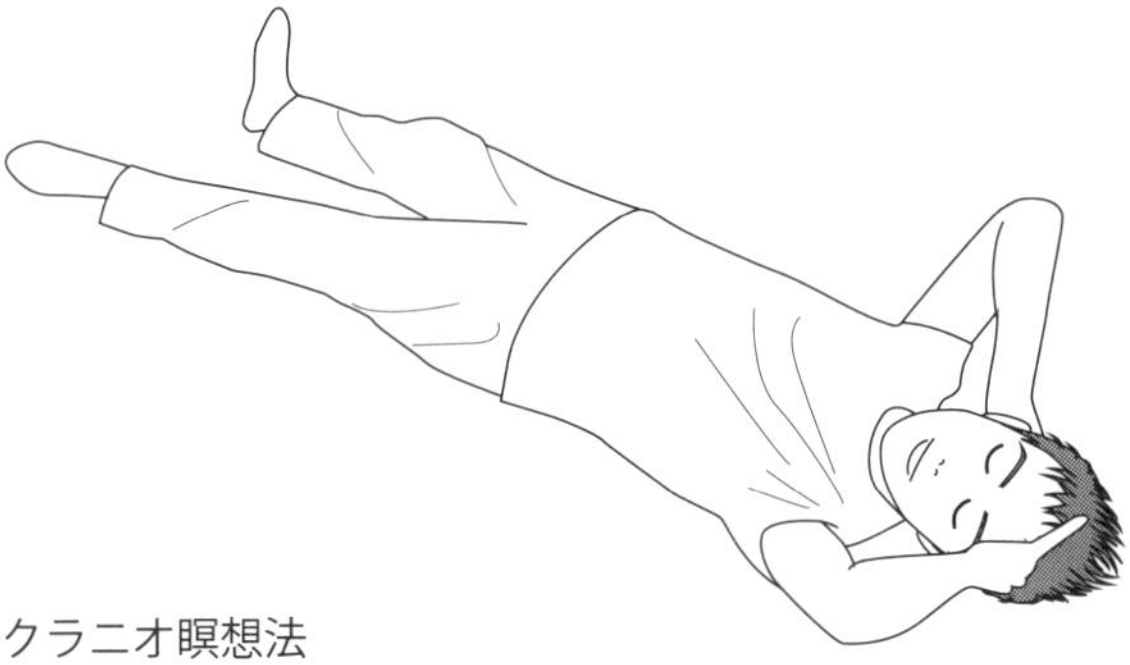

◆クラニオ瞑想法
枕を頭の下に置き、床にあお向けになる。頭を軽く左に転がして、手を広げてクシのように指を髪の中に差し入れる。頭皮から手をわずかに離し気味にして左手を左こめかみから左頭部にかけて、右手は右耳の後ろから右頭部にかけての対角位置にごく軽く触れる。
そっと髪の生えぎわを1、2度左右にわずかに動かす（アスキング）。
軽いタッチを維持しつつ、しばらくそのまま何もせず、頭蓋システムの動きを感じ取る（リスニング）。
30秒〜1分くらいリスニングを続け、また1、2度アスキングをおこない、リスニングに戻る操作を繰り返す。

息が静止しても死にませんので安心してください。（停止はヤバイです）

前述のミッドタイドとロングタイドですが、これはCRIよりももっと繊細な流れになります。これらの動きに気づいて働きかけるとこれまた面白いことができるのですが、こちらの世界に入ると頭蓋解放とかよりも、アストラル体だのエーテル体だの怪しいスピリチュアルな香りがプンプンしてきますので、本書で述べるのは止めにしておきます。

「あら残念！」と思うスピリチュアル好きな人のためには、また別の機会に詳しくお話ししたいと思います。

やり方

床にあお向けになる。枕を頭の下に置いてください。枕が近くになかったら本を数冊重ねて代用して構いません。アゴが上がらないくらいの高さが目安です。

口を半開きにしてアゴを楽にします。そして頭を手でそっと左右に45度くらいゆっくりと3回ほど転がすと良好なリラックスを得ます。

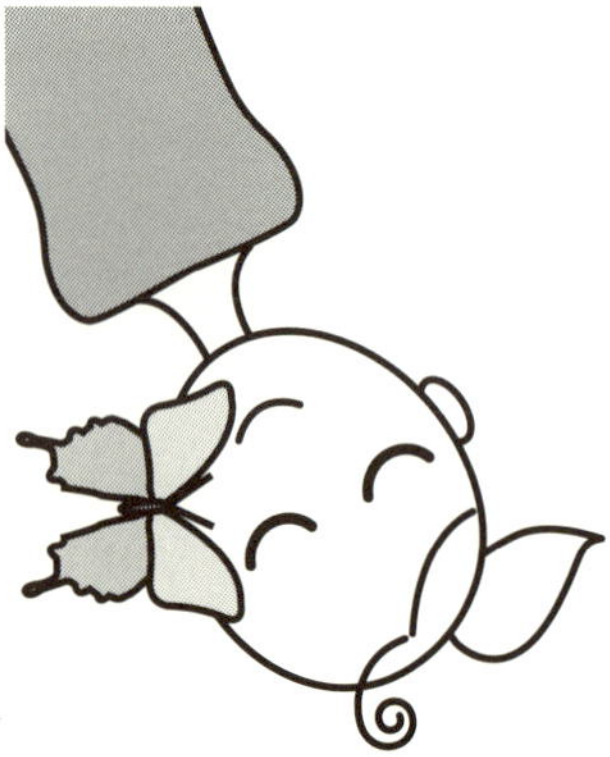

手を広げてクシのように指を髪の中に差し入れます。頭皮から手をわずかに離し気味にして髪の生えぎわあたりに軽く接触します。

手の置き場所は対角位置が反応をとらえやすいです。頭を軽く左に転がして左手を左こめかみから左頭部にかけて、右手は右耳の後ろから右頭部にかけて髪の中に差し入れてください。浮かんでいるかのような非常に軽いタッチなので1ミリグラム・タッチとかバタフライ・タッチなどと呼ばれています。

そっと髪の生えぎわを1、2度左右にわずかに動かします。これを「アスキング」といいます。頭蓋システムに問いかけるという意味です。次にそのまま軽量タッチを保ってしばらく何もしないで手で頭蓋システムの動きをあるがままに感じとります。

これをアスキングに対して「リスニング」といいます。頭蓋システムからの応答を聴くという意味です。つまり、手による頭蓋システムとのコミュニケーションというわけです。30秒から1分くらいリスニングを続けてみましょう。そしてまたアスキングを1、2度やりリスニングに戻ります。この操作を繰り返します。

するとリスニング中にだんだん頭蓋システムの動きが手の中にあらわれ始めます。頭皮、筋膜、頭蓋骨らが膨張したり収縮したり波のようなとっても繊細な動きが手の中に浮上してきます。サザランドさんがオステオパシーの勉強中に仲間の頭を触って感じたのはこの動きだったのです。

最初はほとんどの場合そんなにきれいな動きではありません。いびつでグニャグニャ、モゾモゾした動きですが、リスニングとアスキングを繰り返しているうちに次第にゆったりとしたバランスのとれた動きに変わっていきます。

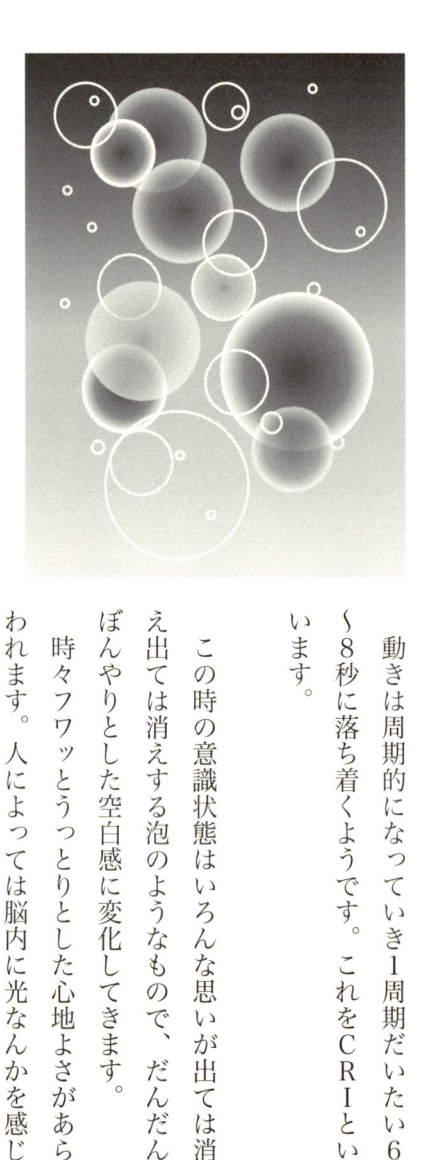

動きは周期的になっていき1周期だいたい6〜8秒に落ち着くようです。これをCRIといいます。

この時の意識状態はいろんな思いが出ては消え出ては消えする泡のようなもので、だんだんぼんやりとした空白感に変化してきます。

時々フワッとうっとりとした心地よさがあらわれます。人によっては脳内に光なんかを感じたり色が見えたりすることもあります。こういうときにはスティルポイントといってCRIが一時的に静止しているのです。

静止時間はまちまちですが再び動き出します。リスニングとアスキング、スティルポイントを頭蓋システムで繰り返しているうちに心地よさはどんどん増幅されていきます。眠っているのか起きているのか存在しているのか存在していないのか、はっきり区別のつかない状態になっていることでしょう。体の力は抜けきって床の中に溶けて沈み込んでいく感じがします。口はポカンと開けっ放しになって忘我の境地、恍惚とした状態になっているでしょう。チベット仏教のマンダラのようなめくるめく世界です。

こういうときは脳内では快楽を感じさせる脳内麻薬が分泌されていて格別の至福をもたらします。

あわれな人が違法麻薬に手を出して身の破滅をもたらすのはまったく見てられませんね。クラニオ瞑想は自分の中から自発的に脳内麻薬を出してポジティブ思考にして行動エネルギーを高める健全な方法です。

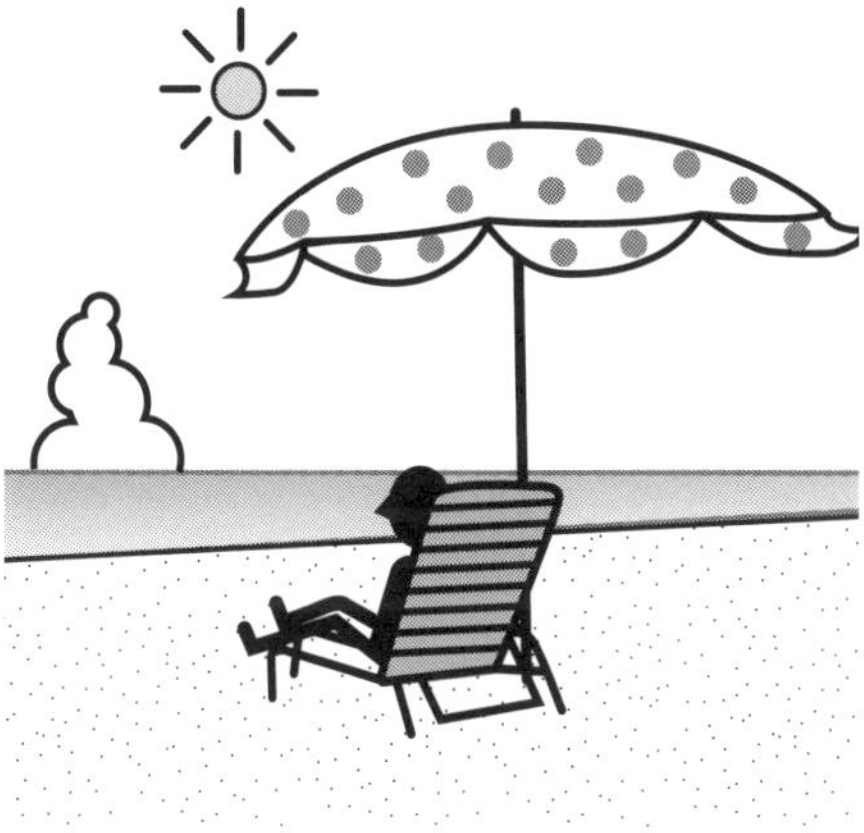

手の位置を変えましょう。どこでも気持ちよさそうな位置を選んでください。指をクシのように髪の毛に差し入れてアスキングとリスニングを繰り返します。どれくらいの時間続ければよいのでしょうか？
好きなだけ続けてください。ただしあまりの心地よさのため知らないうちに20分のつもりが2時間もそのままやっていたなんてこともありますのでほどほどにしましょう。

長時間、クラニオ瞑想を行うと、意識と体を通常モードに戻すのもそれなりに時間を要します。なにしろ宇宙遊泳からの帰還ですからね。

終わったからといっていきなり起き上がるのではなく、床の上でしばらくゆっくりと体を動かしてから手足を伸ばしてストレッチをするとよいでしょう。もやもやしたものを全部吐き出して「アーアアッ」と声を出すとはっきりした状態になります。

このクラニオ瞑想法、休日でもあれば自宅で太陽の光を浴びながらポカポカおこなうと、気分は白い砂浜のリゾートアイランドでインスタント旅行が無料でできてしまうのです。

なんだったら竜宮城にでも行っちゃってください。明日の職場にはバッテリーフル充電されたあなたの姿を見て周囲の人の目には輝いて映りますよ。

第4章

クラニオ上級テクニック

～果てしなき解放

この章ではさらに深いレベルでの頭蓋解放をおこないます。テクニック的にも複雑高度になり、頭蓋構造の正確な知識が必要になります。ひとつひとつの骨の形状や位置関係、接合部をよく理解してください。

手っ取り早い方法はネットで画像検索してみるとよいでしょう。また、YouTube に行くと画像だけでなくCGの精密3D動画なんかも見れます。(私の動画も見れます)

鼻の通りを良くして花粉症をなんとかしたい～鼻腔《びくう》の解放

春のやっかいものといえば花粉です。私も毎年5月頃は花粉症で鼻水ダラダラのクシャミ止まらずでもうかなわんです。

花粉症の原因にはいろいろあるみたいですが、一般的には鼻腔の免疫力と粘膜の異常反応といわれています。花粉症のときに自分の鼻の周辺をよくよく触ってみたところやはり顔の骨が固まっていました。鼻腔には毛細血管がむき出しになって集中しているのですが、そこの血の巡りが悪くなっているのでしょう。

固まった顔の骨を皮膚から筋膜経由でユルめていく。すると鼻腔の免疫力や粘膜は正常になり、スッキリして鼻水もクシャミも止まります。鼻の通りも良くなって息苦しさから解放され

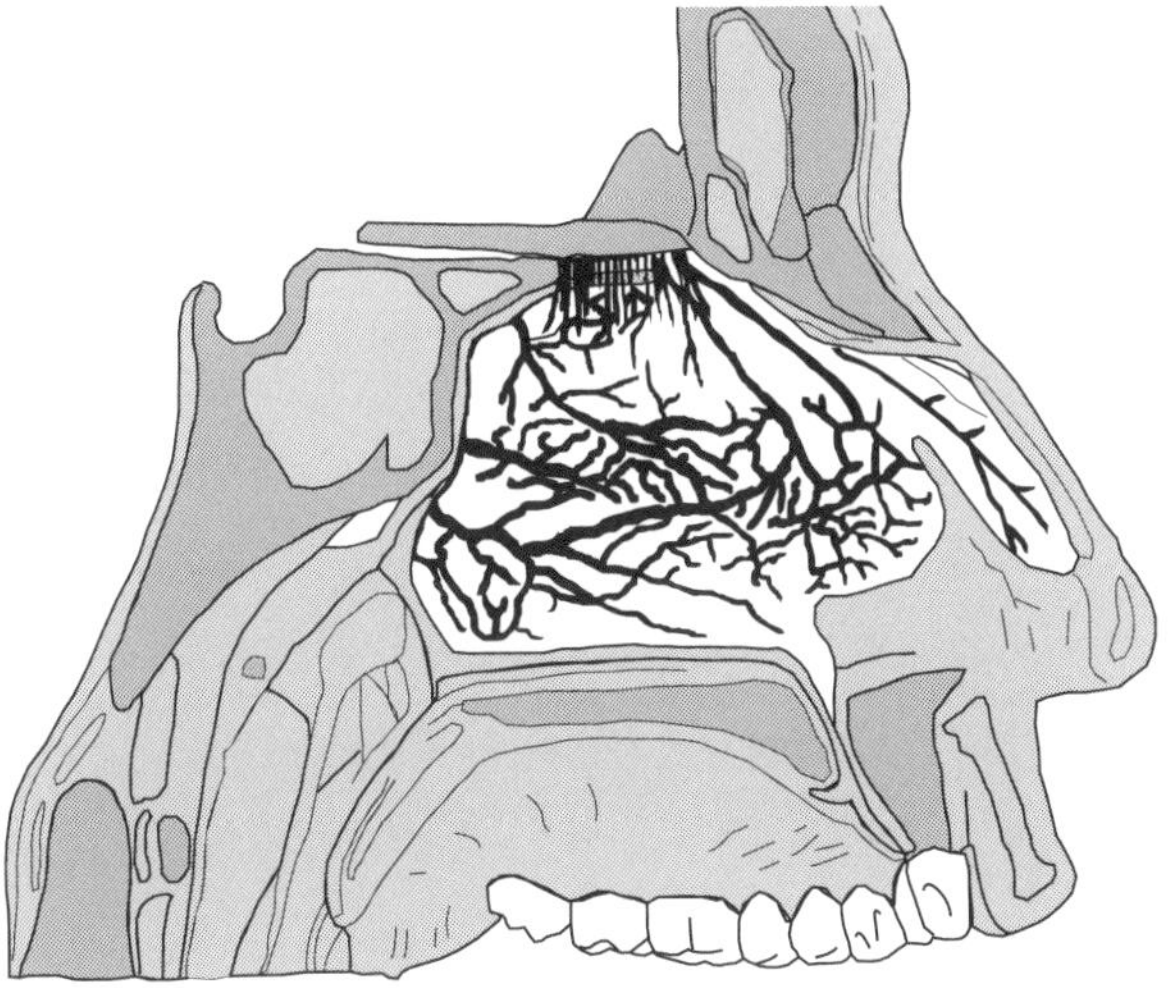

鼻腔の毛細血管

ます。思いっきり息を吸い込むことができるようになります。

こういうときには普段なにげなくやっている呼吸でも嬉しくなるのです。

やり方

左手の中指を左の頬骨の上、薬指を左の口元（上顎骨の上）の皮膚にはりつけます。ゆっくりとそーっと皮膚を動きやすい方向に導きながら右手の人差し指を鼻頭、中指を左の鼻の下にはりつけて広げていきます。

左の上顎骨と周辺の骨との接合部や鼻腔をイメージしながらおこないます。そして鼻腔の膜を鼻の穴から引き出すかのように左手の薬指と右手中指で皮膚をゆ

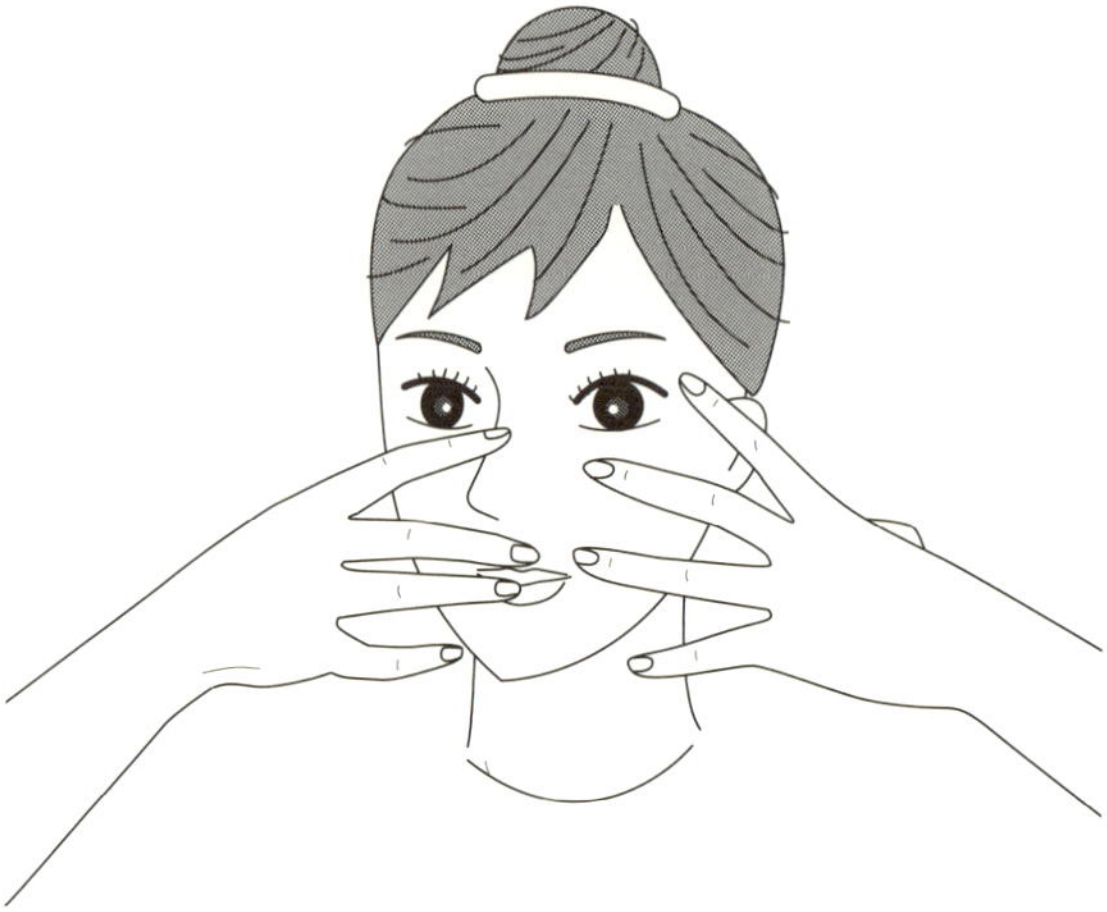

◆鼻腔の解放
左手の中指を左の頬骨の上、薬指を左の口元（上顎骨の上）の皮膚にはりつけて、ゆっくりと皮膚を動きやすい方向に導きながら右手の人差し指を鼻頭、中指を左の鼻の下にはりつけて広げていく。右側でも同様におこなう。

っくり動かすと、鼻の通りはとっても良くなっていきます。

これで花粉症のクシャミ、鼻水は劇的に止まってしまうのです。右側でもおこないます。

顎関節《がくかんせつ》の緊張を取って歯のかみ合わせを自然にしたい

顎関節が固くて口を大きく開けられない、口を開けると顎関節がカクンと音をたてるなどの症状を持っている人がいます。そういう人はたいてい首や背中にも強いコリや張りがあっていつもギクシャク、体のあちこちが痛いのです。

よく、体がサビて油がきれたとか言っています。

「たかだかアゴの緊張がなんで体じゅうに影響するの？」と以前、私も思っていたものですが本当はた

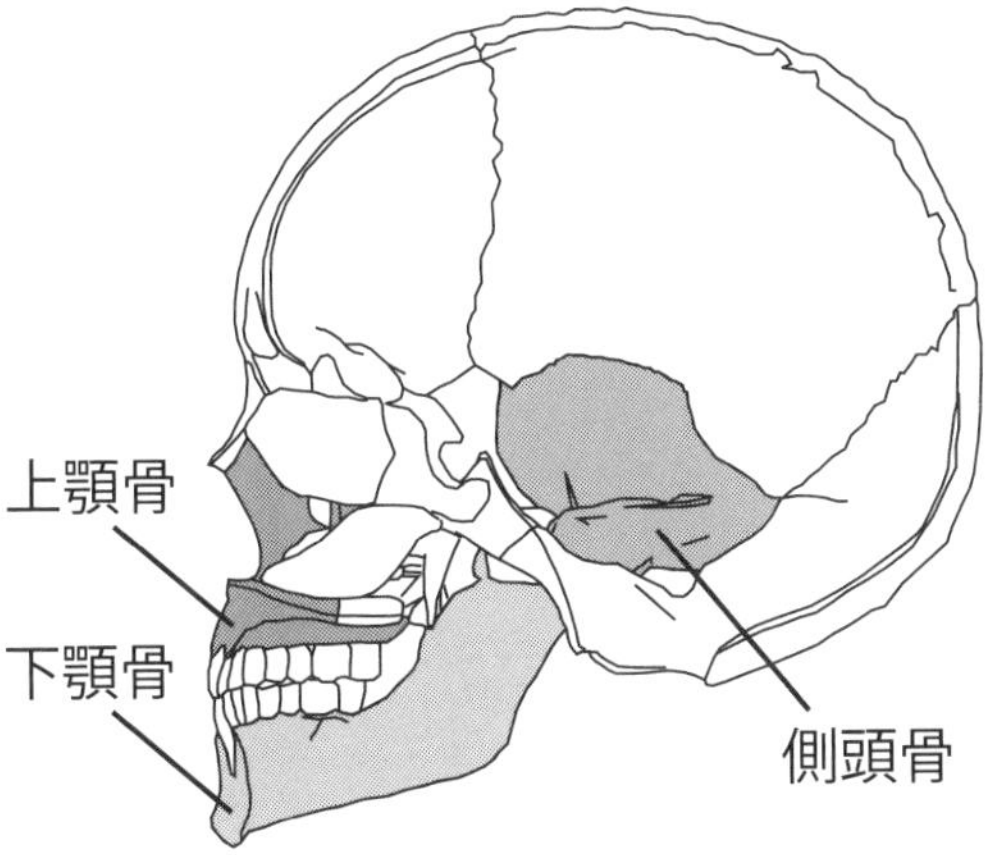

頭蓋骨の断面（上顎骨、下顎骨、側頭骨）

かだかどころじゃないんです。

顎関節の緊張は側頭骨への圧迫です。その圧迫は頭蓋骨をゆがめて頚椎を押しつぶしてしまい姿勢や動きに悪影響を及ぼすのです。

これを改善させるためには顎関節のついている下アゴを操作するのですが、こうした緊張は歯のかみ合わせが大きくかかわっていますので、上アゴも同時にユルめる必要があるのです。

口内から左右の上アゴを解放すると顎関節の緊張は解消して歯のかみ合わせも良好な状態になるのです。

下アゴの解放

まずは右側の下アゴからやってみましょう。

右手の人差し指と中指を右耳の後ろの乳様突起にはりつけます。左手の中指と薬指は右側の

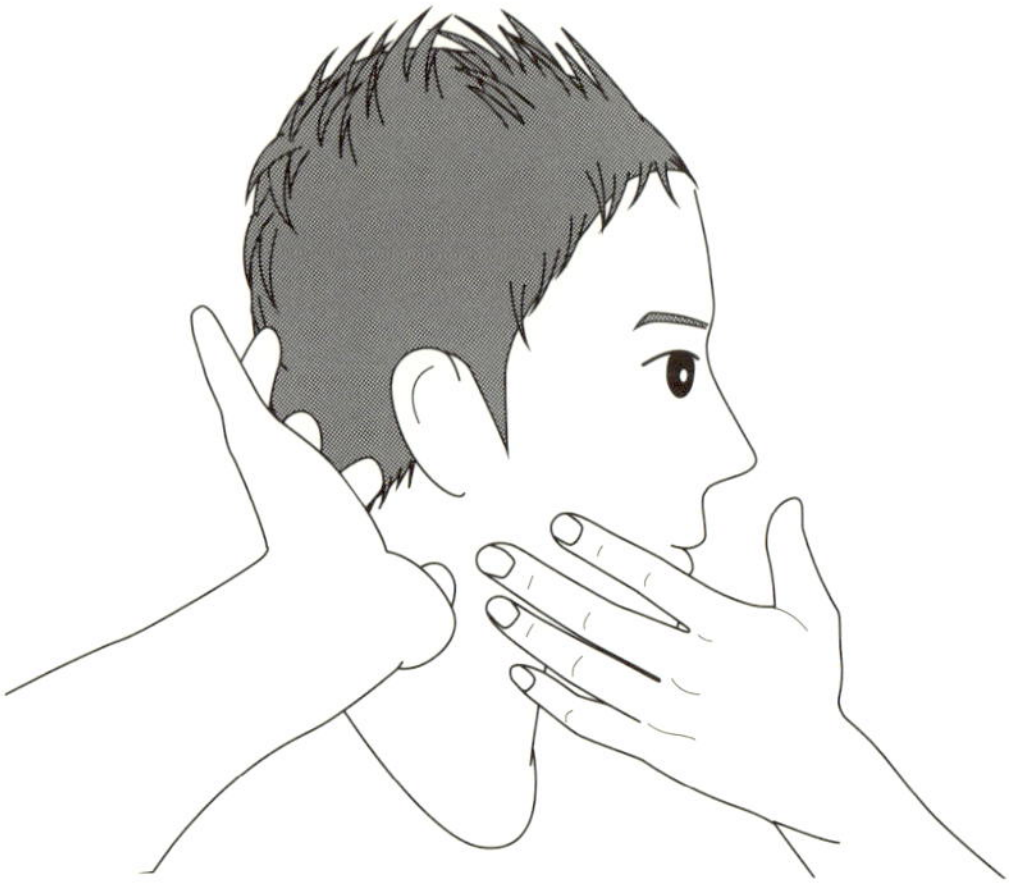

◆下アゴの解放
右手の人差し指と中指を右耳の後ろの乳様突起にはりつける。左手の中指と薬指は右側の下顎角にはりつける。左右の指をさまざまな方向に動かしてユルめていく。左側でも同様におこなう。

下顎角（アゴのエラのことです）にはりつけます。それで左右の指のコンビネーションで皮膚を多方向にゆっくりとグニャグニャ動かしてください。ユルみます。左側でも行います。

上アゴの解放

左手の親指を口の中に入れて右の上アゴにはりつけます。右手の指は右耳の後ろ側にはりつけて側頭骨と頭頂骨と後頭骨の3つの骨の接合交点、つまりアステリオンをユルめていきます。

左手親指を口内の上アゴの表面膜にゆっくりとわずかな圧力を加えながら右手の指でアステリオンを右斜め上に向かって開いていきます。力ずくでこじ開けたりするのはダメです。

このテクニックはなかなか難易度が高くて絶妙な方向性が要求されます。右半分がスーッとユル

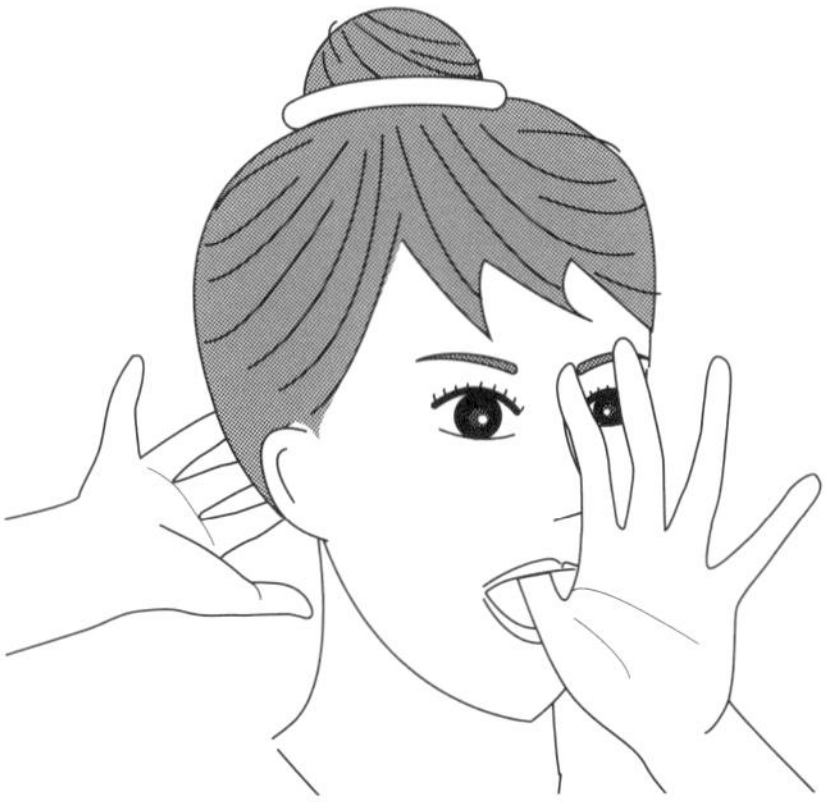

◆上アゴの解放
左手の親指を口の中に入れて右の上アゴにはりつける。右手の指は右耳の後ろ側にはりつけてアステリオン（側頭骨と頭頂骨と後頭骨の3つの骨の接合交点）をユルめていく。左手親指を口内の上アゴの表面膜にゆっくりとわずかな圧力を加えながら右手の指でアステリオンを右斜め上に向かって開いていく。左側でも同様におこなう。

んで幸せそうな表情があらわれます。

口を開けたり閉じたりして下アゴを動かしてみると、ずいぶん右の顎関節がスムースになっているでしょう。左側でもおこなってください。すると歯のかみ合わせも改善して口内は良好なバランスになります。

声の出方を良くする～舌骨《ぜっこつ》の解放

喉には舌骨というU字形の骨があります。舌の根元がこれについています。関節はありません。四方八方からの筋肉でつながって喉で浮かんでいます。そういうわけでこの骨は本来は頭蓋骨ではないのですが、頭蓋仙骨システムを扱うクラニオセイクラルセラピーではこの部位もまた急所と

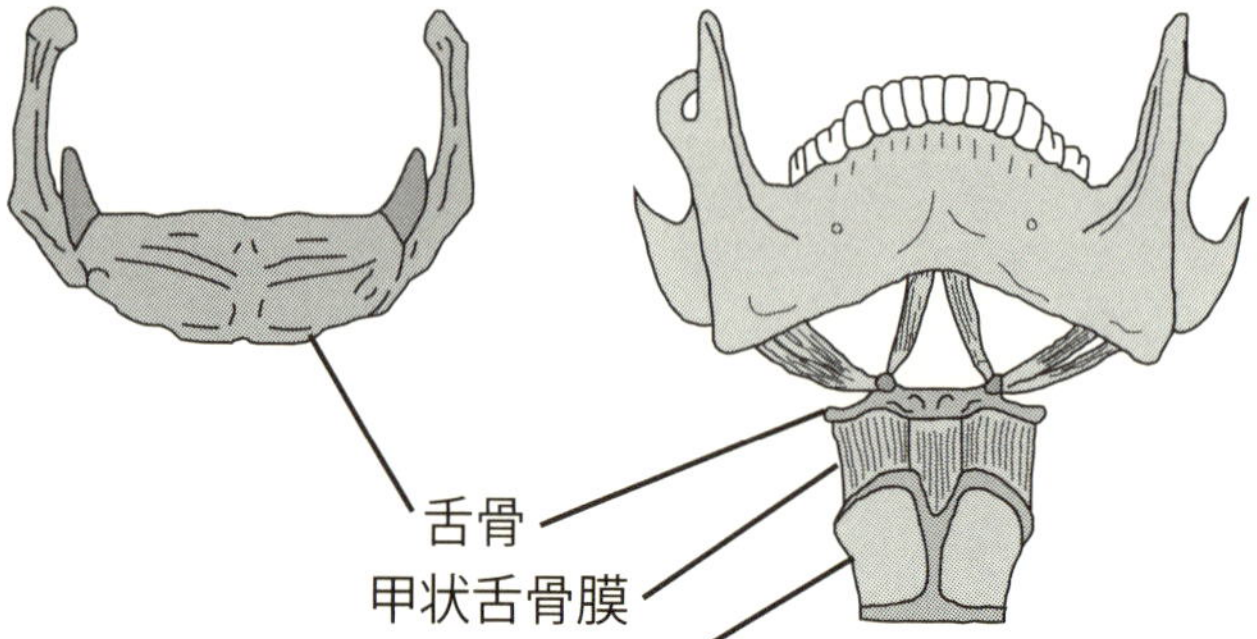

考えています。

この周囲が固まると甲状軟骨と舌骨の間が狭くなって声が出しにくくなるだけでなくて呼吸もしにくくなります。ひどい場合にはＦＭ・アレキサンダーが当時、悩み苦しんだように声がまったく出せなくなったりします。

ヨーガではこのあたりをヴィシュダ・チャクラと呼んでいます。固まるとコミュニケーションが苦手になって、言いたいことが言えない自分になるそうです。

活性されると逆に口八丁の弁舌家になるみたいです。ここをユルめると、あなたも一流の政治家のように二枚舌の使い手になるかも……。

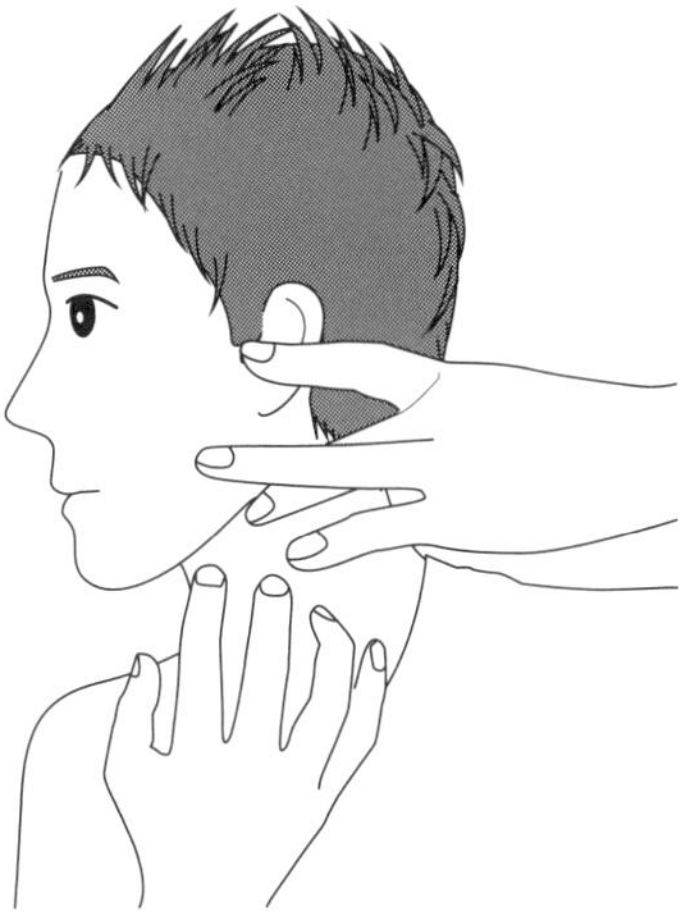

◆舌骨の解放
喉の左側に右手中指と左手中指をはりつけて甲状軟骨（喉仏）と舌骨の間（甲状舌骨膜）を開くように皮膚をゆっくりと動かす。次に左手の中指を舌骨の左側、右手の中指を左の下アゴのすぐ下の斜角筋にはりつけて、その間を広げるように皮膚をゆっくりと動かす。喉の右側でも同様におこなう。

やり方

まず左手の親指と人差し指で喉仏である甲状軟骨をはさむように触って動かしてみてその可動性や形状を理解してください。触りながらそのまま指を上の方に移動していくとU字型の舌骨に触れることができます。

位置関係を理解したら喉の左側に右手中指と左手中指をはりつけて甲状軟骨と舌骨の間（甲状舌骨膜）を開くように皮膚をゆっくりと動かして操作します。

次に左手の中指は先程と同じく舌骨の左側ですが、右手の中指は左の下アゴのすぐ下の斜角筋にはりつけて、その間を広げるように皮膚をゆっくりと慎重に操作します。斜角筋は舌骨のすぐ横にある頑丈な首の筋肉なので触るとすぐにわかるはずです。同じことを喉の右側でもやってください。

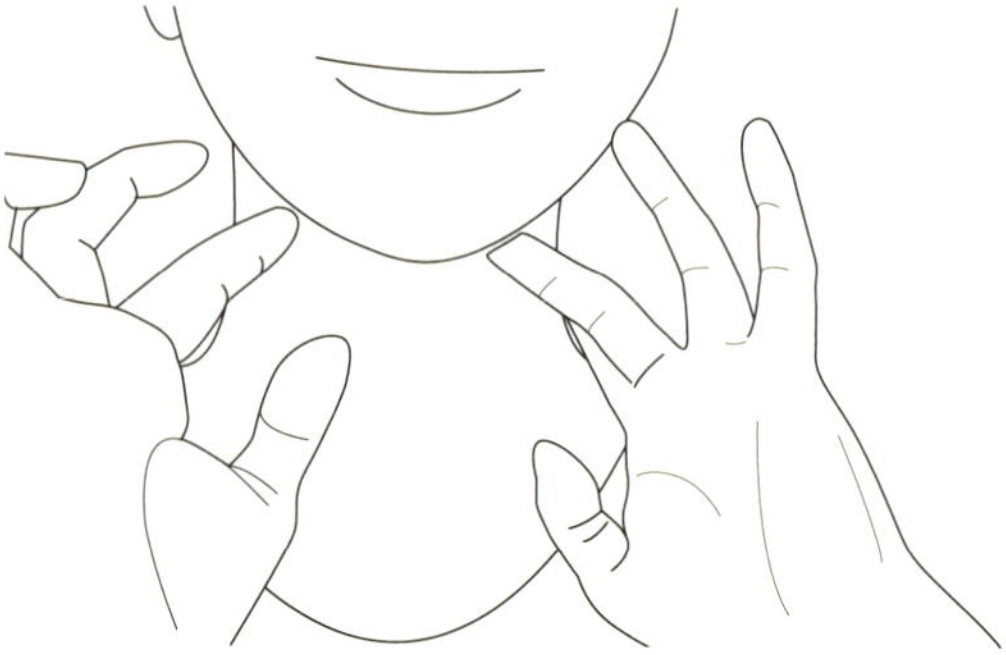

舌骨を十分にとらえることができたら、両手の中指を舌骨の左右にはさむようにはりつけて多方向にソーッとグニャグニャと皮膚を動かす。ユルむと喉ごしがスムースになる。

このあたりをうまくユルませると首のトップジョイントや深い領域での解放が起こります。

操作時にはやっきになってついつい喉を絞めたりとか絶対にしないでください。自殺してしまいかねません。

この操作法の難点は人によっては喉まわりの固まりが大きくて舌骨が奥に隠れてしまっていることがあります。このような場合はうまく指で舌骨を触ることができないかもしれません。

しかしそれでも形状イメージしながら慎重に操作を続けると、やがてユルみ始めて解放が可能になるのです。舌骨を十分とらえることができたら、次に両手の中指を舌骨の左右にはさむようにはりつけて多方向にソーッとグニャグニャと皮膚を動かしてみましょう。喉ごしがとっても良くなりますよ。

疲れ目解消と視力アップ
～眼窩《がんか》解放と裏ロトップジョイント攻略

パソコンで長時間の作業をするとピントが同じところに固定されてしまい眼球内部の毛様体という筋肉が緊張してしまいます。さらにその緊張が続くと眼球を圧迫して形状を変えてしまい、網膜での焦点が合わなくなるため視力低下を招きます。近視のときは上下左右がつぶれてラグビーボールのような縦長の形になり、遠視のときは前後につぶれてドラ焼きみたく変形してしまうそうです。

毛様体の緊張に加えて、私は眼の後ろの眼球を動かす眼筋の緊張と眼窩の膜が固まっていると考えています。

眼窩というのは眼球が収まっている頭蓋骨のくぼみのことです。そのくぼみには前頭骨、頬骨、上顎骨、涙骨、篩骨、蝶形骨と6つも骨が集まってい

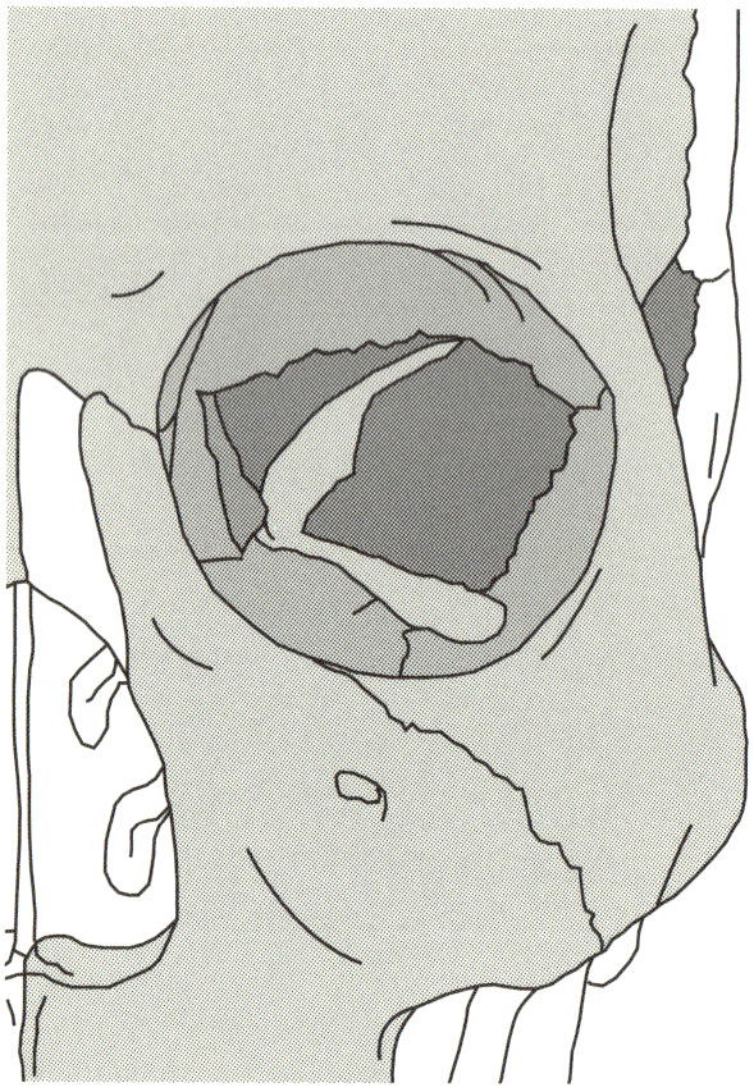

眼窩の骨組

て非常に複雑な構造をしています。

パソコンでもデスクトップよりはノート、タブレットよりはスマホの方が目の疲れ方が倍増します。それは文字が小さくなるぶん眼球運動が少なくなるからです。

特にスマホは視点が完全に一ヶ所に固定されるので目にはたいへんな負担がかかります。そうした眼球の固定は連鎖的に首の筋肉にも強い緊張を引き起こすので、頭蓋骨のしめつけ原因は目から始まることが多いのです。

スマホの使い過ぎで顔が上がらなくなる若者がいますが、こういう状態は首から重りをぶら下げているのと似たような負荷が首筋肉にかかっているのです。だからスマホや携帯なんかを1日中使い続けるともなると、まさに過酷な重労働そのものなわけですね。

そういうわけで疲れ目を解消するには眼窩の緊張をユルめるのがたいへん効果的なのです。

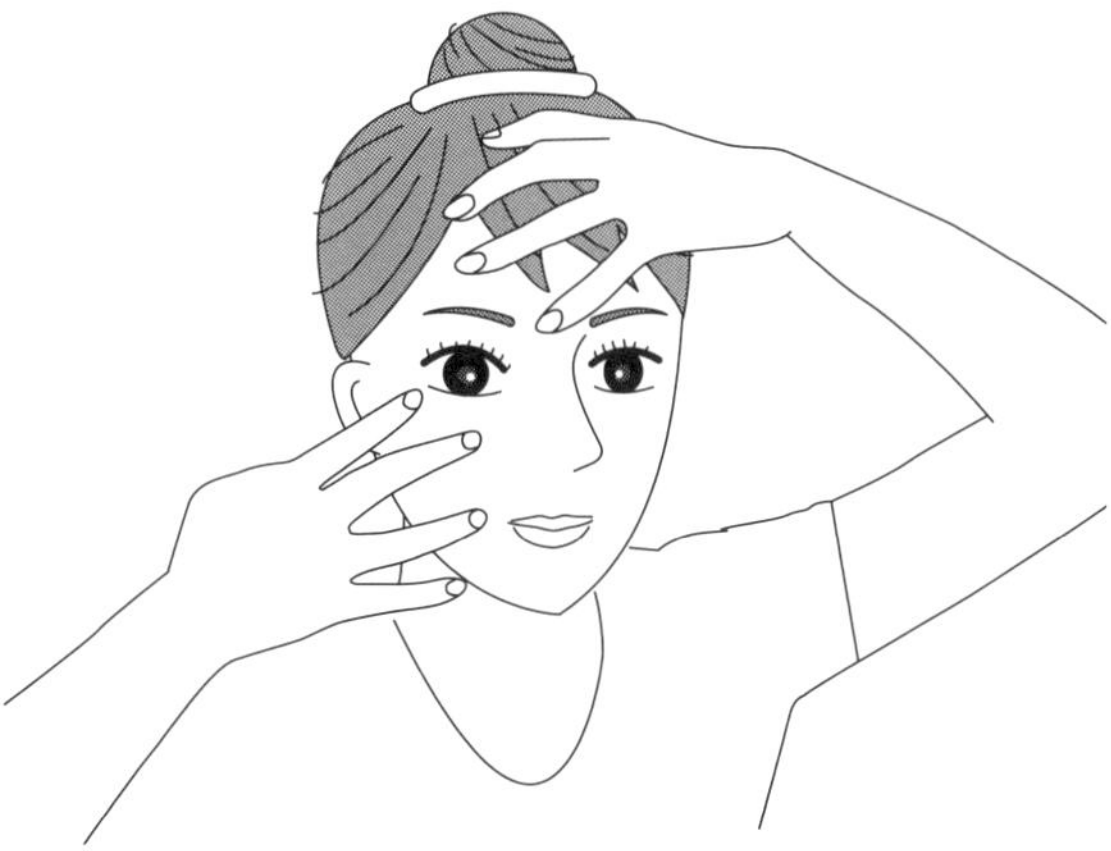

◆眼窩の解放
右手の中指を右頬骨にはりつけて人差し指と薬指を添える。左手の4本の指は額の右側にはりつける。動きやすい方向に導きつつユルめていくほどに眼球の圧迫が軽減されていく。

顔の皮膚を広げながら眼窩との膜のつながりをとらえると眼の後ろ側もユルみだします。引き込まれていた膜がどんどん流動性を回復して動きだします。すると眼球の緊張はとれて形状もピンポン球のような自然な球体に戻るはずなので、網膜の焦点は改善されて視力アップするというのがこのテクニックのコンセプトです。

眼窩の解放

右手の中指を右頬骨にはりつけて人差し指と薬指をそれに添えます。左手の4本の指は額の右側にはりつけましょう。まぶたに触れてはいけません。

はりつけた指で皮膚を広げていきます。動きやすい方向にそっと導いてください。指のはりつけ圧と方向が的確だとスーッと流れるように広がります。

このときに眼窩の膜とのつながりを思い浮かべる

と眼窩はどんどんユルんで眼球の圧迫が軽減されていきます。

これは高等ワザなので体得するのにはそこそこ時間がかかると思います。皮膚の流れを追って指の位置と方向性を変えていきましょう。

手を離して外を見てください。左右の目の見え方に大きな変化を感じるでしょう。明るさや視界の広がりが増し、目の疲れもとれてはっきりと見えてきます。左側でもこの操作を行ってください。

裏口トップジョイント攻略

実はこれはアレキサンダーテクニックの裏技で地下バージョンの頭と首の最適化法です。

目と首の筋肉には密接な関係があって、長時間の凝視は首の筋肉を直接固めてしまう原因になります。

それは裏返せば首の筋肉をユルめれば目は活性されるということであり、視力を回復させることができるのです。前述の眼窩解放と頭と首のつけねである頸部トップジョイントの操作をおこなえば眼球内に反射作用が起こり視覚作用が大きく改善されるのです。

やり方

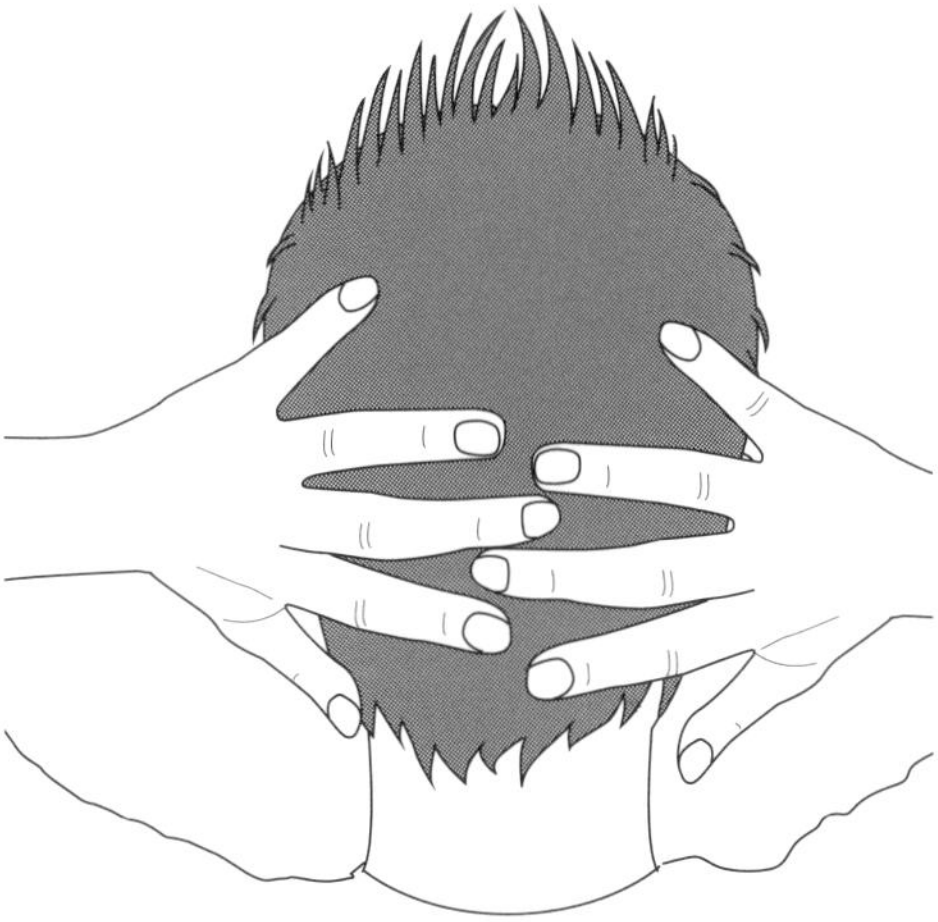

◆裏口トップジョイント攻略
髪の中に左右の中指を差し入れて腹の部分が上下に並ぶようにボンのクボの数ミリ上にはりつける。左右の中指を逆方向に、交互にゆっくりと動かして小後頭直筋をユルめていく。

後頭部の底部の首の後ろ側にはくぼみがありますよね。時代劇の暗殺シーンでおなじみの部位で「ボンのクボ」と呼ばれています。名前はそれなりに知られているものの不思議と意味由来は不明なんだそうです。

　それで髪の中に左右の中指を差し入れてボンのクボにはりつけてください。ちょうど中指の腹の部分が上下に並ぶようにセットアップします。とりあえず左の中指を上、右の中指を下にします。ボンのクボの奥には第1頸椎があります。頭と第1頸椎のつけねはそこから数ミリ上にあるので、中指のはりつけ位置をわずかに上に移動してください。そこが**裏口トップジョイント**です。よーく狙いを定めてください。

　裏口トップジョイントには小後頭直筋《しょうこうとうちょくきん》という小さな三角形の筋肉が左右対称についているので

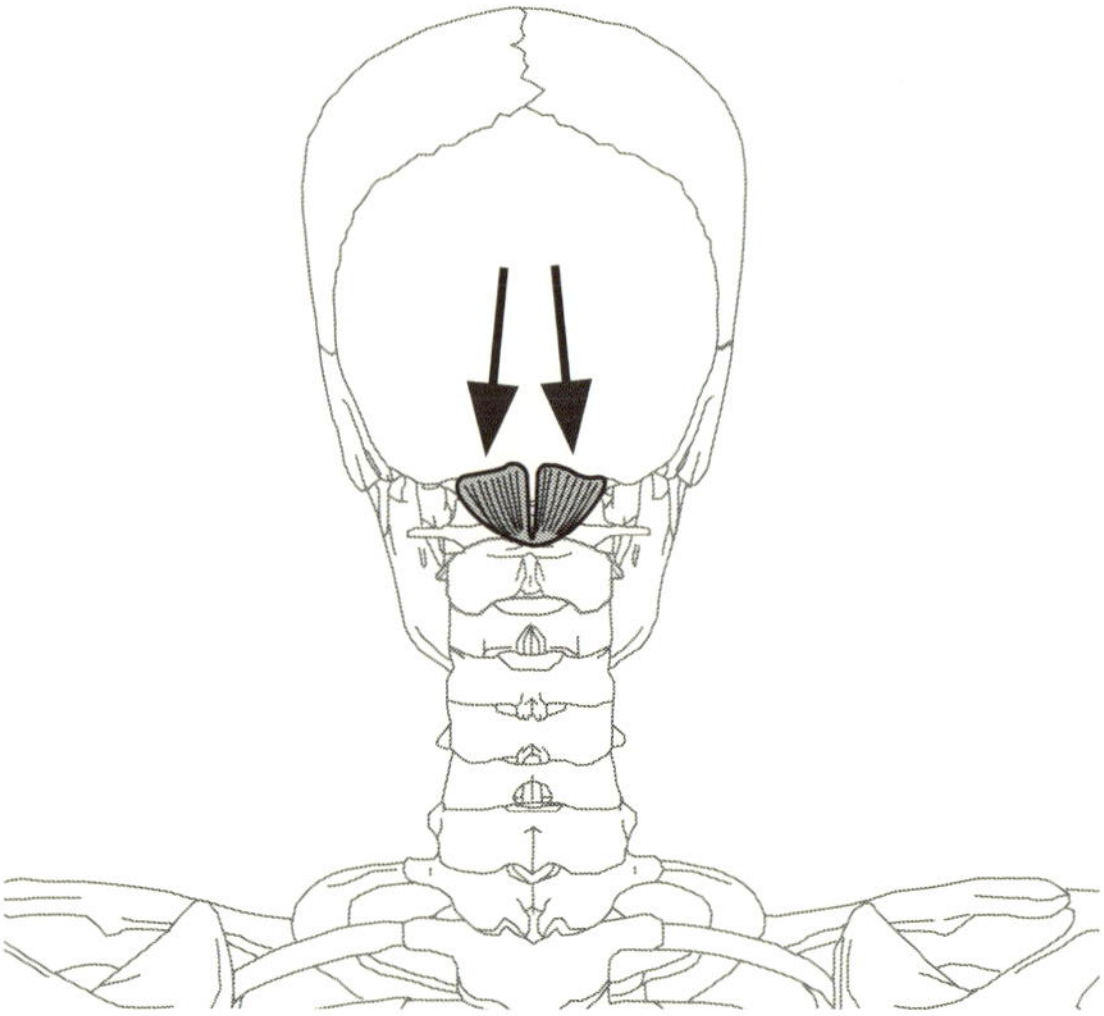

小後頭直筋《しょうこうとうちょくきん》

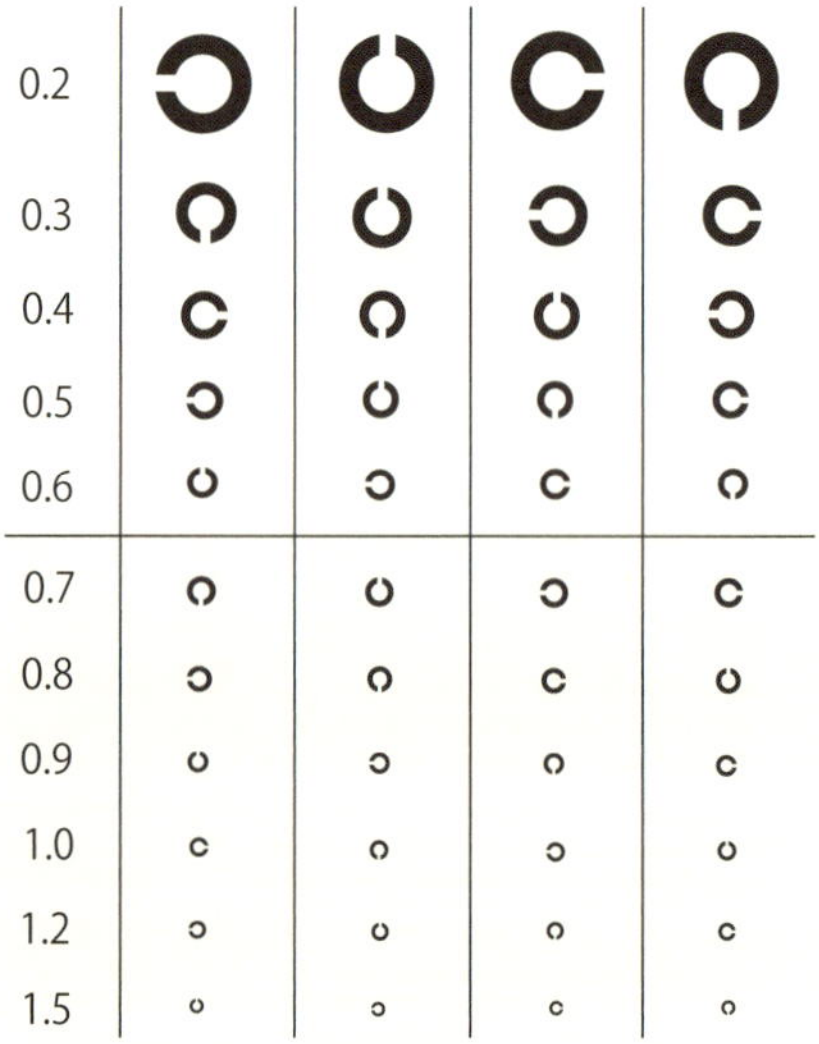

視力検査表

すが、これからその部分の筋膜をユルめていきます。

左の中指を左方向、右の中指を右方向に動かして皮膚をゆっくりと左右交互に操作します。動きを繰り返しながら小後頭直筋を視覚イメージして、その部分の筋膜がユルむのを感じとります。こういった操作法では指の動きがどうのこうのよりも、イメージ力が決定的になります。

強く押しつけたりしないで慎重に操作をおこなってください。

裏口トップジョイントが解放されると頭と首の接続が良くなって、背骨に沿って伸びている硬膜の流れが改善されます。この時点で眼球には反射作用が起こり視力はアップしています。

操作中に視力検査表を壁に貼って、それを見ながらおこなうとよいです。視力変化が起こるのを体感しますよ。

◆ひとくちコラム「目を能動的に使いましょう」

目の筋肉と首の筋肉はとっても密接な関係があります。何かを凝視したりして目が1点に固まってしまうことが続くと、それは直接、首筋肉を固めてしまうことにつながります。

もっとも眼球運動は思考作用とも結びついていますので何かを考えるだけでも動くものです。

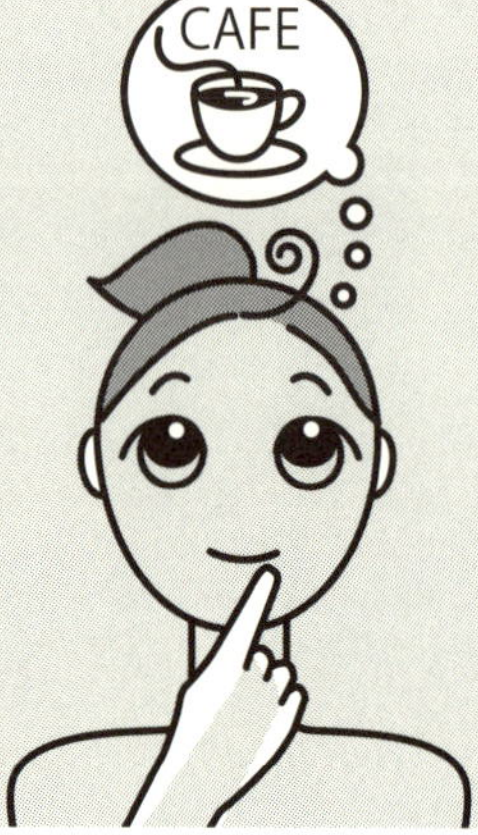

例えば「明日のデートにはどこのカフェにいこうかしら?」とか未来のことを考えるときはだいたい目は上を向く傾向があります。逆に「昨日の朝ごはんは何を食べたっけ?」のように過去を思い出す時は目は下を向く傾向があります。

しかし首を固めないためには、そういう内面からの受動的な目の動きではなくて、もっと能動的に外界のいろいろな対象に目を向ける必要があります。歩いているときにボーッと下の方に視線を向けている人が多いですが、これはやはり考え事とかしていて目の動きが内面に捕われているからなのです。

時代劇のお侍さんのように目をもっと動かして周囲をスキなく見回しましょう。最近はドローンとかも飛んでたりするし、空から何が降ってきてもそんなに不思議でなくなってきています。「上を向いて歩こう」今の時代にピッタリくるフレーズですね。

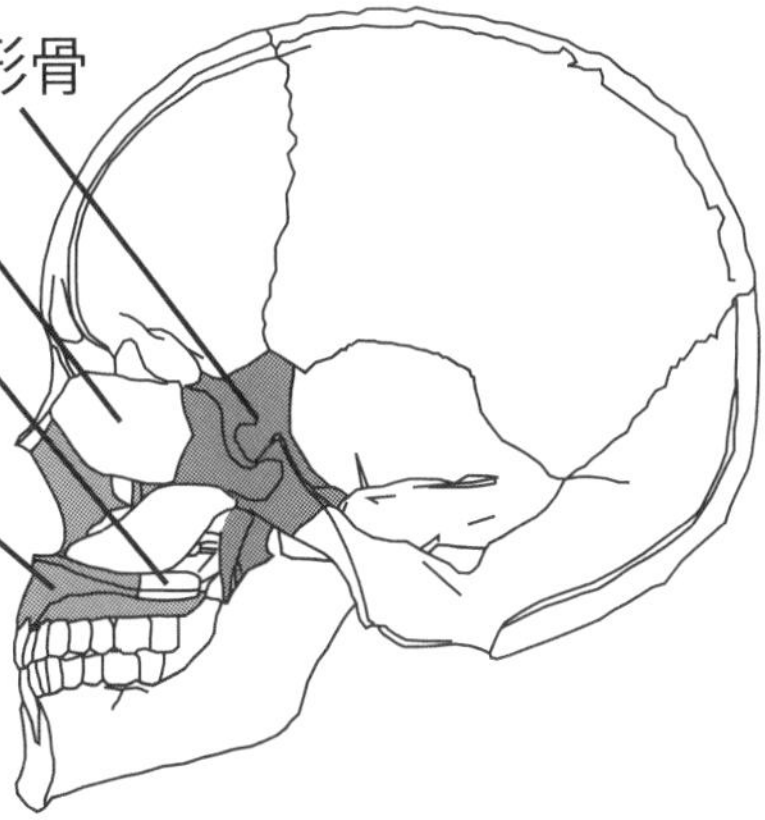

上顎骨と蝶形骨

上アゴからの操作で蝶形骨を解放して中心バランスをとることができます。蝶形骨と上顎骨、そして口蓋骨の位置関係をよく理解してください。

頭蓋パーフェクトバランス
～クラニオ・セルフトリートメントの秘密

蝶形骨は頭蓋骨の中心軸的な役割をしています。前方には上顎骨と篩骨があって、篩骨には硬膜内部の大脳鎌の先端がはりつき、小脳テントの両端は蝶形骨についています。また後方には後頭骨があり大脳鎌と小脳テントが交差していて、縦軸と横軸の支点を作っています。

このように蝶形骨は頭蓋骨の動きのメカニズム上たいへん重要な部分であって、そこを解放させせるということは主要な骨の接合バランスを全調和させるということにつながります。

それはさらに大脳鎌と小脳テントの交点の緊張度をニュートラルにし、頭蓋仙骨システムの動作環境を向上させてまさに頭蓋パーフェクトバランスというべき状態にいたるのです。

ここでの難点は蝶形骨は頭蓋中心に位置しているだけあって、こめかみ部分以外のほとんどは頭の中に隠れていて直接触れることができません。そこで前方についている上顎骨を操作することによって蝶形骨との接合部を解放させるわけです。このように間接的なアプローチですので、この操作法では周囲の骨との位置関係や形状を十分に理解しておくことが必要になります。

タイプ1

左手の人差し指を左奥歯寄りの上歯ぐきにはりつけます。右手人差し指は右側の上歯ぐきというふうに左右対称にセットアップします。

左指で歯ぐきの表面膜を奥方向にそっと圧を加えて動かそうとする。同時に右指は右歯ぐきの表面膜を前方に動かそうとします。

表面膜の流動性をよく感じ取ると上顎骨はユルんで動きだします。歯ぐきの表面は指が滑り

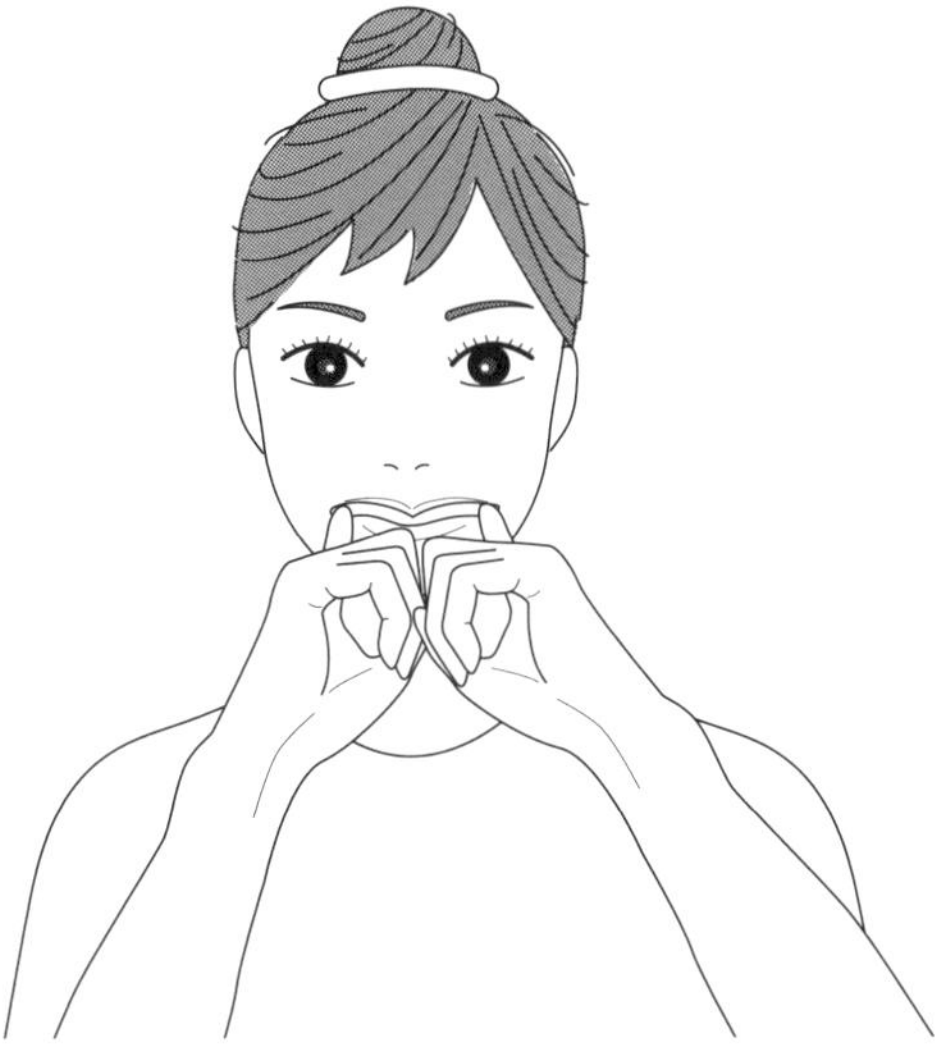

◆蝶形骨の解放　タイプ1
左手の人差し指を左奥歯寄りの上歯ぐき、右手の人差し指を右奥歯寄りの上歯ぐきにはりつける。左指で左歯ぐきの表面膜を奥方向に、右指で右歯ぐきの膜を前方向にゆっくりと動かす。これを交互に繰り返すと上顎骨が左右別に動き始め、口蓋骨と蝶形骨が解放されていく。

やすいので、スリップ防止に歯のつけ根に触れると良いコンタクトになります。

この指の操作を交互にゆっくりと慎重に繰り返すと、上顎骨はまるで生き物のように驚くほど動きだして上アゴの奥の口蓋骨と蝶形骨を解放させることができます。

いつもながらですが、直接上顎骨を動かそうとしてはいけません。わかっていてもついついやってしまうのが悲しいとこです。動きを増幅させるために指の位置や動かす方向をいろいろ変えてみてください。

一時的に歯のかみ合わせがすごくへんてこりんになったりしますが、それはプロセス上自然な成り行きですのでどってことありません。

操作を繰り返しているうちにより良い状態になります。操作中は歯ぐきだけでなくて、頭部中央、横側、後部、首、肩、背骨、仙骨というぐあいに体のいろんな個所とのつながり感を観察しながらおこなってください。

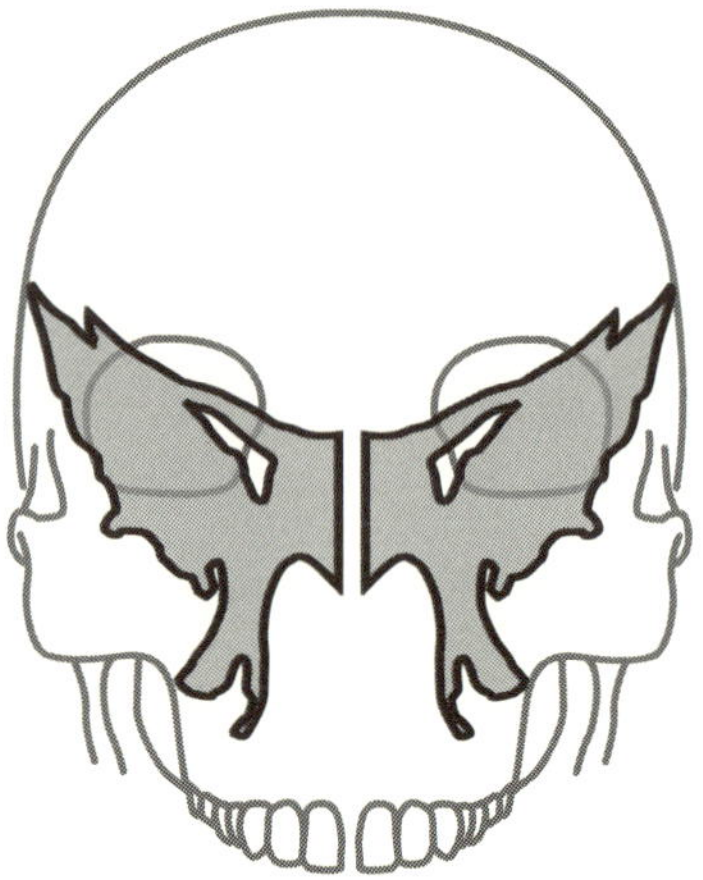

タイプ2

左手の人差し指を左奥歯寄りの上歯ぐきにはりつけます。右手の人差し指は左側の内側歯ぐきにはりつけて左側の上アゴをはさみこむようにする。

左人差し指で歯ぐきの表面膜を奥方向、右人差し指で内側表面膜を前方に、これまでと同様に交互にゆっくり動かします。

これもやはり歯のつけ根に触れて操作をするとよいでしょう。流動性をとらえて慎重に繰り返してください。

このとき歯ぐきだけでなく後頭部や硬膜（鎌とテント）、背骨と仙骨など体のいろんなとこ

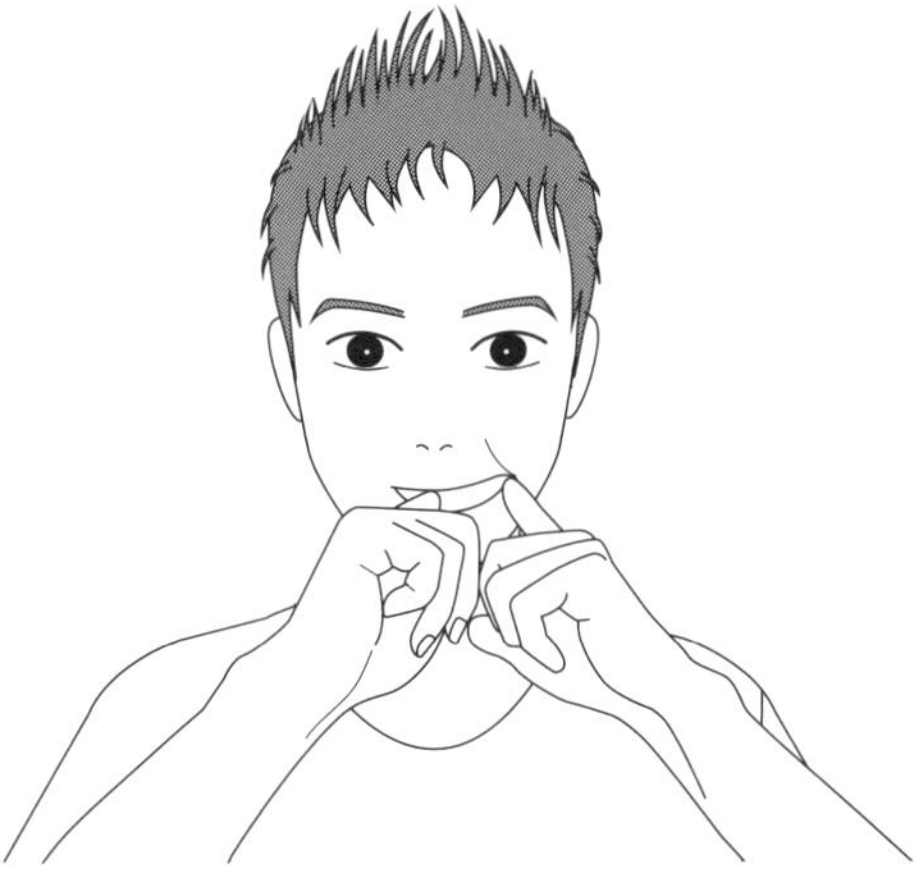

◆蝶形骨の解放　タイプ2
左手の人差し指を左奥歯寄りの上歯ぐき、右手の人差し指を左側の内側歯ぐきにはりつけ、左側の上アゴをはさみこむようにする。左人差し指で歯ぐきの表面膜を奥方向、右人差し指で前方向、そして逆、と交互に繰り返す。右側の上アゴも同様におこなう。

ろが調整されていくのに気がついてください。蝶形骨の左半分はユルんできて顔の表情もかなり変わっているはずです。

右側の上アゴでもおこなってください。

人によっては解放されるプロセスで背中や肩のあちこちが痛くなったりしますが、深部筋膜の固まりやねじれが浮上してきたものなので操作を繰り返してるうちにやがて消えます。

腰痛や片頭痛の多くが劇的に改善したという体験レポートも多数あがっています。また、体のみならず心のしがらみなどを対象にしておこなうのもよいでしょう。

蝶形骨の上には人間の生存欲を司る脳の領域があって、ホント、このへんいじくると好みまでもが変わってしまうのです。問題解決の糸口はやはり頭蓋解放の中にあるのですね。好ましい自分の姿をイメージしながら願望実現、自己実現のためにどんどんユルませて良い知恵を出してください。

頭蓋骨の中心バランスが調整されると、予想をはるかに超えるとてつもない変化が身体と意識に起こります。人によっては急激な変化についていけなくて一時的に不安定になることもあるのでご注意を。

クラニオ・セルフトリートメントの基本操作を十分に理解してから慎重におこなってくださ い。

蝶形骨が解放されると頭28個全ての骨組は調整されて、頭蓋骨はやがてはパーフェクトバランスにいたるのです。その時には体内の水圧レベルは安定して硬膜の変な緊張やねじれも取れています。そして脊柱に沿って伸びている中央脈管が開き、生命エネルギーがそこを通過して上昇するのです。ヨーガでは尾骨のクンダリニーの蛇が頭頂に向かって昇華すると7つの主要なチャクラは覚醒して宇宙と完全調和するとされています。

このワザは本書中、最も深遠なるテクニックです。時間をかけて何度もゆっくりとおこなってください。これができるレベルになるとあなたもクラニオ・セルフトリートメントのマスターです。いつでもどこでも自分らしい自分でいられて、体だけでなく日常生活の様々な問題にも柔軟に対応できるようになっていることでしょう。

あ・と・が・き

本書を書き上げたときちょうど、癌を患って長い間入院していた私の母が亡くなったとの知らせがついに訪れました。もう3年も前からわかっていたことなので覚悟はできていましたが、とにかく急いで札幌の実家に帰りました。

家に着くと沈んだ空気の中、兄に寝床に導かれると静かに横たわった母の姿がありました。私は近寄って顔にかかった白い布をそっと持ち上げると言葉にならぬ土色をした顔があらわれました。

少しの間、見ていたのですが、私にはなぜか母の体からわずかに皮膚の繊細な動きが出ているのを感じてしまい、どうもまだ亡くなったようには思えなかったのです。そのとき私は人間の腸は心肺停止後もまだしばらく動いているというのを思い出しました。腸は神経細胞もたくさん集まっていて第2の脳ともいわれています。思考能力は脳だけでなくて腸にもあるとさえいわれているのです。

そこで私はためらいもありましたが、ただ引き寄せられるようになんとなく母の足首にそっと手を触れました。すると母のお腹はゴロゴロ鳴り始めたのです。腸は唇から口内へ続いた内側の皮膚ですから、クラニオセイクラルセラピーの操作をおこなうとこういう現象はよく起こるのです。私は困惑していましたが、そのままクラニオリズムにチューニングするとすぐにミッドタイドがあらわれてきました。やはり母はまだ生きていたのです。ＣＲＩはすでに停止していましたが、ミッドタイドとロングタイドはまだ働いていて通常の健康体の人よりもむしろ強いのではないかとさえ思えました。

本書ではクラニオリズムについてはクラニオ瞑想のところで少し述べましたが、ここでもう少し説明しておきましょう。

クラニオリズムはＣＲＩ、ミッドタイド、ロングタイドという周期的に起こっている3層の波のことです。ＣＲＩは硬膜を中心としたもので脊髄液を循環させる役割を持つ肉体レベルの波の動きです。ミッドタイドはそれよりひとつ階層の高い体の流れで皮膚や生体エネルギーに反映されます。タイドというのは潮の満ち干きのことで、ゆったりとした周期で変動するのでこう呼ばれています。1周期だいたい30秒くらいで頭頂からつま先までゆっくりと上昇下降を繰り返します。ロングタイドはさらに階層の高い流れで空間に普遍的に存在するヨーガでいうプラーナのことです。1周期90秒程度で膨張と収縮を繰り返します。

ミッドタイドにアクセスすると母の体から死についての深い悲しみと苦しみや寂しさの感情波が私の手を通して強烈に流れ込んできました。私の目からは涙がボロボロ流れ落ちて止まらなくなりました。そして驚いたことに話をすることまでできたのです。

話といっても当然直接言葉を使っての会話ではありませんが、生体エネルギーの共感により私の脳はちゃんとそれを翻訳してくれました。

悲しみや苦しみを私にうったえてきたとき、私は以前チベット仏教の「死者の書」を読んだのを思い出したのです。それは死者のためのお経で新しい命に生まれ変わることについて書かれたものです。チベットでは人が亡くなると、死者の耳元でこのお経を読んで死後の恐怖をやわらげてあげるのがならわしなのだそうです。

その書によるとこれから母はまぶしい光やぼんやりとした光に遭遇するはずなのですが、私はそれを観音様の姿をイメージして置き変えて母の体に伝えていったのです。するとミッドタイドの質は徐々にやわらいだものに変わっていきました。そして今度はロングタイドがどんどん増幅されていき生体エネルギーは外へ外へと広がっていきました。そこから伝わってきたものは、もはや悲しみや寂しさの感情はなくなっていてとっても安らいだものになっていました。ロングタイドはどこまでも広がり続けて、よくはわからないのですが何か境界線のようなものに接触し始めたのです。そのとき私の目には確かに母の顔の表情に笑みがフッとあらわれたのが映りました。手から伝わってくる母の生体エネルギーはとっても静かになっていきました。私は「今までずっとありがとう。素敵な旅路になりますように。いつかまた。」そう言って母の足首からそっと手を離しました。

クラニオの操作法として「押してはいけない」「ソーッと慎重にゆっくり」のような指示を何度もしつこく繰り返して書いています。それを見て読む人の中には「1回読めばわかるのにまたか……」と思うかもしれません。しかしこれだけ繰り返し書いてもいざ操作をおこなうとついつい力づくでやってしまう人がたくさんいるのです。実際のマンツーマンでの指導でさえ、言った後にはもう押しつけ始める人がいるくらいなものですから、ましてや本を読んでうまくユルめるにはやはり何度もこういった指示を見て頭に十分書きとめてほしいのです。

本書は「誰でも手軽にできて効果をあげる」というのをテーマに書いたつもりですが、読む人の細かい感覚的な部分の理解はまったくもって千差万別です。同じ軽く触れるといっても、お相撲さんが触るのと小さい子供が触るのでは質感がずいぶん異なります。だから自分で自分の頭を触って変化を感じとる自己フィードバックが不可欠なのです。そこが他者から受ける施術と違うところで、言い換えるとクラニオ・セリフトリートメントは感覚器官への自己学習法なのです。

普段、私たちはなにげない生活の中でも相当に不必要な力を手や体にこめていたりするもので、そういう緊張が頭蓋骨のしめつけを作っていたりするのです。その根本原因を変えていくには自分で気づいて改善する学習以外にはありません。

もちろん人から施術を受けることも価値のあるものであって、クラニオ・セルフトリートメントを成功させるためには、あらかじめどんなことが起こるのかを体感しておくことがとっても役に立ちます。金塊を掘り当てるようなプロセスを楽しむのは大いに結構ですが、ひとりで歩き回って見つけ出すのはなかなか困難であったりもします。

本書ではクラニオ・セルフトリートメントの操作手順について書きましたが、もう少し実技を体感しながら学んでみたいという方はグループ、個人セッション、週末ワークショップにぜひお越しください。サザランド式のクラニオセイクラルセラピー、アレキサンダーテクニックやボーエンテクニック、ＢＯＤＹハッキング法など様々なワークを同時進行させることによって、よりいっそう金塊のように輝く素敵なあなたを頭蓋解放の中にきっと発見することができるはずです。

2015年9月

吉田篤司

公式サイト http://www003.upp.so-net.ne.jp/brainfree/

参考文献

1 『クラニオセイクラルオステオパシー』トルステン・リーム、トビアス・K・ドプラー著 早川敏之、平塚晃一監修 ガイアブックス（2014）
2 『ザ・ハート・オブ・リスニング―クラニオセイクラル・ヴィジョナリー・アプローチ』ミルン・ヒュー著 高澤昌宏訳 産学社エンタプライズ出版部（2008）
3 『もうひとりのあなた』J・E・アプレジャー著 仲井光二訳 科学新聞社（2009）
4 『アナトミートレイン 徒手運動療法のための筋筋膜経線』トーマス・W・マイヤース著 板場英行、石井慎一郎訳 医学書院（2012）
5 『アレクサンダーテクニーク』W・バーロウ著 伊藤博訳 誠信書房（1989）
6 『整体入門』野口晴哉著 ちくま文庫（2002）

著者プロフィール

吉田篤司（よしだ　あつし）

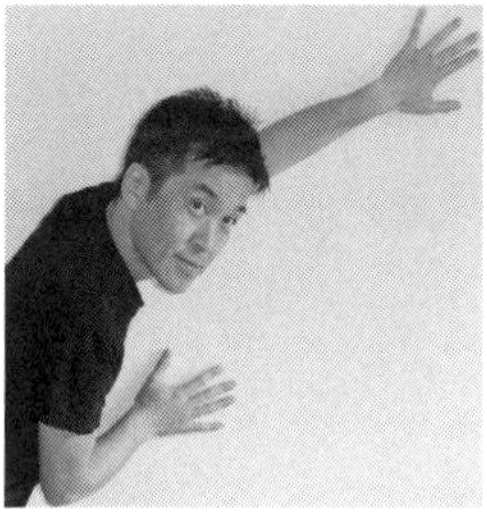

1966年、札幌生まれ。電気通信建設会社に勤務してスリランカ、マレーシア、インドネシアでマイクロ波通信ネットワーク構築の現場監督に従事。退社後1998年渡英してアレキサンダー・テクニック、クラニオセイクラル・セラピーを学ぶ。

2000年：ボーエンテクニック Bowen International 認定
2001年：アレキサンダー・テクニック　英国 STAT 認定
2002年：英国 NFSH ヒーリングメンバー
2003年：クラニオセイクラル・セラピー　CST of the UK 認定

公式サイト　http://spiralb.com

装幀：中野岳人
本文デザイン：kk さん

頭蓋骨をユルめる！
クラニオ・セルフトリートメント

2015年10月20日　初版第1刷発行
2024年 4 月20日　初版第8刷発行
著　　者　吉田 篤司
発 行 者　東口 敏郎
発 行 所　株式会社ＢＡＢジャパン
〒151-0073 東京都渋谷区笹塚1-30-11 中村ビル
TEL　03-3469-0135　　FAX　03-3469-0162
URL　http://www.bab.co.jp/
E-mail　shop@bab.co.jp
郵便振替 00140-7-116767
印刷・製本　中央精版印刷株式会社

ISBN978-4-86220-938-2　C2077
※本書は、法律に定めのある場合を除き、複製・複写できません。
※乱丁・落丁はお取り替えします。

DVD Collection

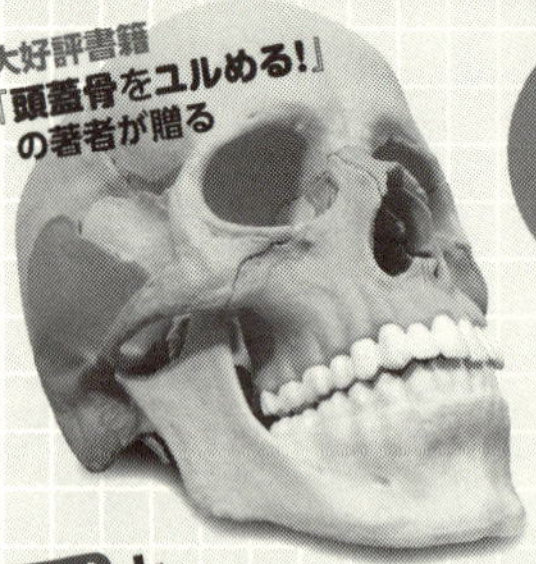

大好評書籍
『頭蓋骨をユルめる!』
の著者が贈る

日本初の
クラニオ技術
DVD!

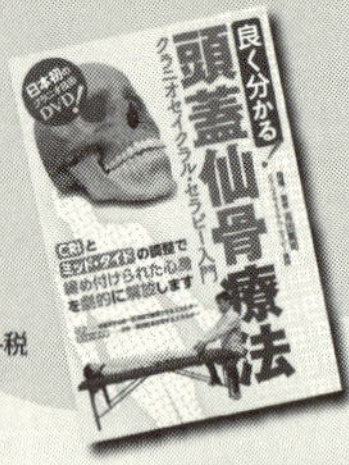

72分 本体5,000円+税

良く分かる! 頭蓋仙骨療法
クラニオセイクラル・セラピー入門

指導/監修 吉田篤司
クラニオセイクラル・セラピー講師

頭蓋《クラニアム》と仙骨《セイクラム》間の
脊髄液の循環に着目!

CRIと
ミッド・タイドの調整で
締め付けられた心身
を劇的に解放します

各種施術家に注目される西洋療術「クラニオセイクラル・セラピー」。この理論と実技を注目の吉田篤司先生が丁寧に指導。頭蓋(クラニアム)と仙骨(セイクラム)感の脊髄液の循環に着目し、凝り固まったクライアントの体を繊細なタッチで劇的に解放。日本初の専門DVDの登場です。

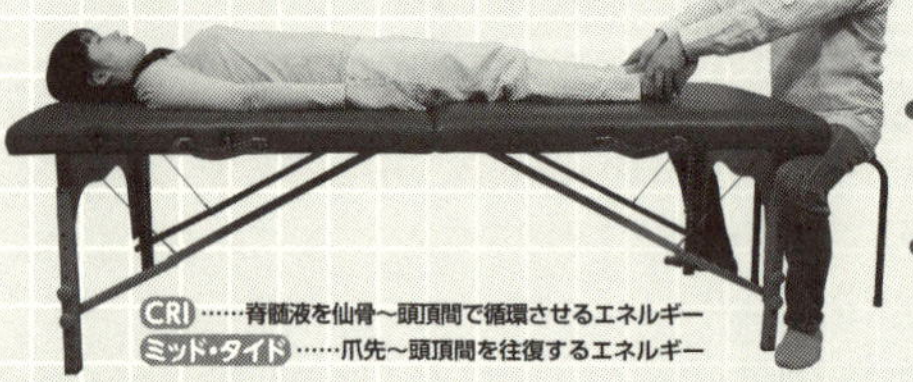

CRI……脊髄液を仙骨~頭頂間で循環させるエネルギー
ミッド・タイド……爪先~頭頂間を往復するエネルギー

Contents

第一部:頭蓋仙骨システムの概要
❶ 頭蓋骨の解剖イメージ
・頭骨グループ(前頭骨　頭頂骨　側頭骨　後頭骨　蝶形骨　篩骨)
・顔面骨グループ(下顎骨　上顎骨　頬骨　涙骨　鋤骨　口蓋骨　下鼻甲介)
❷ 硬膜:クラニオセイクラルの動力　❸ 三層の生体エネルギー　❹ 筋膜の性質

第二部:筋膜解放によるCRI増幅の操作方法
❶ 手の使い方(手のひらを動かす　手と指をユルめる)
❷ 骨盤から脚の操作(仙骨の解放　脚の螺旋状筋膜の解放　足の甲から爪先への解放)
❸ 胸椎と肩、腕の操作(胸椎と肩甲骨の解放　腕の螺旋状筋膜の解放　手から指先の解放)
❹ 背骨の流動性を高める(胸椎と腰椎の操作　胸郭と鎖骨の操作　頚部筋膜と頭のローリング)

第三部:ミッド・タイドによる頭蓋調整方法
❶ 足首からのアクセス　❷ 手首からのアクセス　❸ 膝からのアクセス

第四部:立ち姿勢での身体バランス調整
❶ 頭蓋骨をユルめる(顔の操作:目の周り)　❷ トップジョイントをユルめる
❸ 頭と首の最適化　❹ 上顎と顎関節の整合　❺ 裏口トップジョイント攻略

誰でも必ずできる！浮上系ポーズ!!

書籍　パワーヨガ 浮上系ポーズ

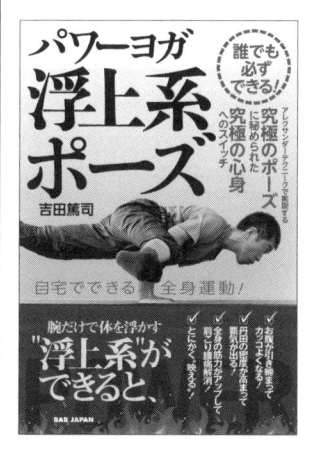

●著者：吉田篤司　●四六判
● 256 頁　●本体 1,400 円＋税

誰でも必ずできる！
自宅でできる全身運動！

アレクサンダーテクニークで実現する究極のポーズに秘められた、究極の心身へのスイッチ！女性でもできるようになります！ 腕力の問題ではありません！ アレクサンダーテクニークに基づいた段階的練習で、無理なく合理的に浮上系ポーズを完成させていきます。できたら世界が変わります！

◉第１章　ハタヨガとパワーヨガ
◉第２章　準備編
◉第３章　アレクサンダーテクニークと特殊呼吸法
◉第４章　浮上編
　●ステージ１　●ステージ２　●ステージ３
◉番外編　むしろ誰でも簡単にできるエクササイズ

DVD　パワーヨガ入門

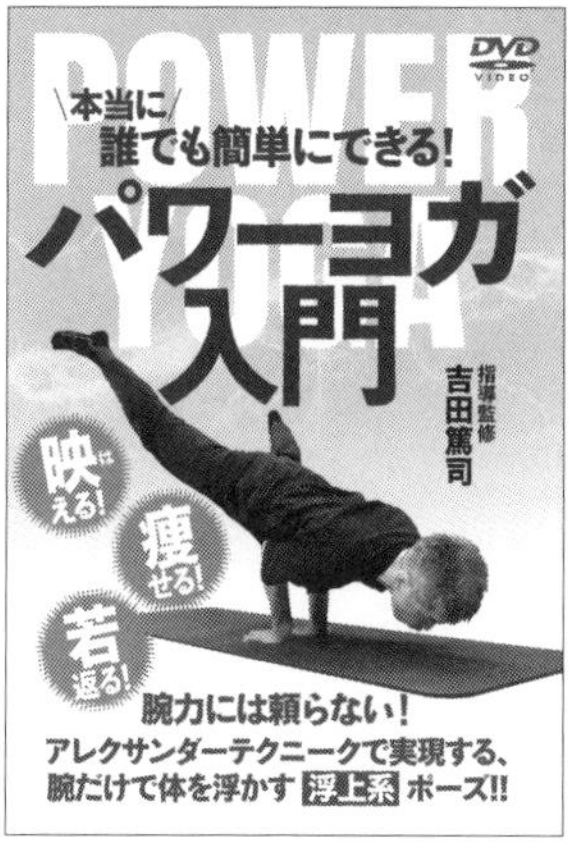

●指導・監修：吉田篤司
● 61 分　●本体 5,000 円＋税

“本当に”誰でも簡単にできる！

映える！ 痩せる！ 若返る!! スペース要らずの全身運動！ 腕力には頼らない！ アレクサンダーテクニークで実現する腕だけで体を浮かす“浮上系”ポーズ!!“浮上系”ができると…
◉お腹が引き締まる ◉丹田の密度が高まり覇気が出て若返る ◉免疫力が高まる ◉全身の筋力アップで肩こり・腰痛解消

■特殊呼吸法
　◎息の吐き出し方
　◎五つの基本動作
■アレクサンダーテクニーク
　◎頭と首のバランス
■初級ヨガ
　◎ウトゥカタアサナ
　◎ヴィーラバドラアサナ
■浮上系ポーズ
　◎ヴァシシュタアサナ
　◎バカアサナ ...etc

セルフでは困難な「アレキサンダーテクニック」が自己施術できる！

書籍　首からユルめる!

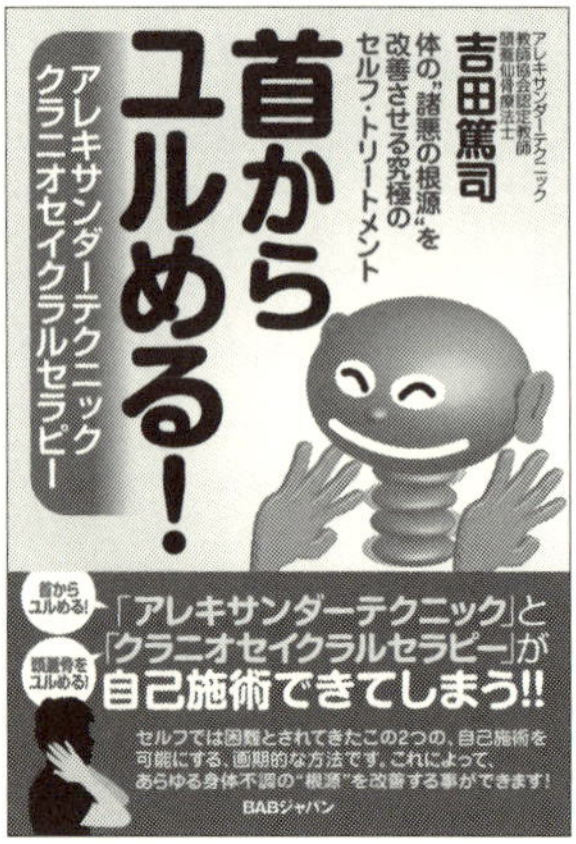

●著者：吉田篤司　●四六判
● 240 頁　●本体 1,400 円＋税

体の " 諸悪の根源 " を改善、究極のセルフ・トリートメント！

セルフでは困難とされてきた、「アレキサンダーテクニック（首からユルめる!）」と「クラニオセイクラルセラピー（頭蓋骨をユルめる!）」の自己施術を可能にする画期的な方法です。この画期的な方法によって、あらゆる身体不調の " 根源 " を改善することができます!

第1章　首からユルめるアレキサンダーテクニック
第2章　学校で教えない体の使い方
第3章　実践 裏ワザの学び方　基盤作り編
第4章　実践 裏ワザの学び方　操作編
第5章　頭蓋仙骨体操
第6章　上級 テクニカル アレキサンダー
　　　　～ CRI ブースト ...etc.

DVD　アレクサンダーテクニーク

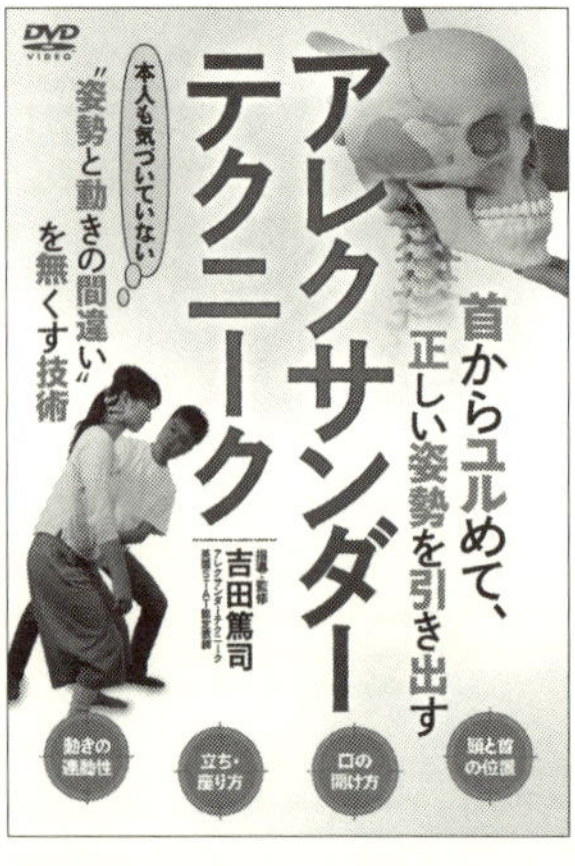

●指導・監修：吉田篤司
● 60 分　●本体 5,000 円＋税

首からユルめて、正しい姿勢を引き出す

世界的身体表現者たちが支持する、姿勢と動きのレッスン！習得が難しいともいわれるアレクサンダーテクニークを分かりやすく実践的に指導した画期的な DVD。正しい姿勢と全ての人が行う日常動作を、繊細な方向付けでクライアントの意識と体に指導。無意識に行っている強張りがなくなり、より良好な心身が引き出されていきます。

■基本の操作
　○首と頭の構造　○頭と背骨の連動性
　○ウィスパード・アー　○弓形の動き ...etc
■上級の操作…ハンズオンワーク
　1）頭と首を最適化させる　2）骨盤の操作
　3）肋骨の操作　4）腕の連動性 ...etc

動きがスムーズになる！驚きの身体操法!!

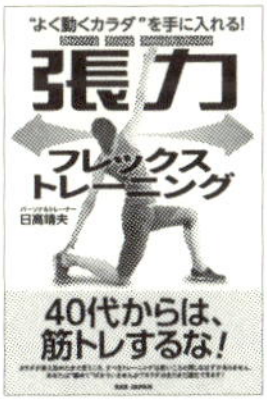

"よく動くカラダ" を手に入れる！

書籍　張力フレックストレーニング

40代からは、筋トレするな！ カラダが衰え始めたかと思うころ、すべきトレーニングは若いころと同じなはずがありません。カラダはまだまだ進化できます！ 快適さのないトレーニングを頑張って、カラダをダメにしていませんか？ 縮める→筋力トレーニングから、伸ばす→張力トレーニングへ！

●日高靖夫 著　●四六判　● 192頁　●本体 1,400円＋税

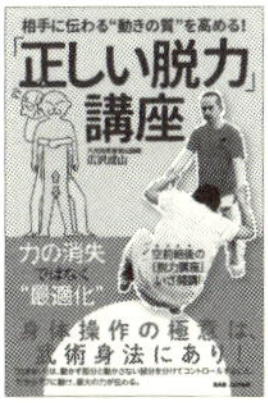

相手に伝わる "動きの質" を高める！

書籍　「正しい脱力」講座

力の消失ではなく"最適化"。「力まない」ことは「力の消失」ではない。動かす部分と動かさない部分を分け、適切にコントロールすることだ。それによってラクに動け、最大の力が伝わる。武術、スポーツ、芸事はもちろん、日常動作でも使える。空前絶後の「脱力講座」、いざ開講！

●広沢成山 著　●四六判　● 216頁　●本体 1,500円＋税

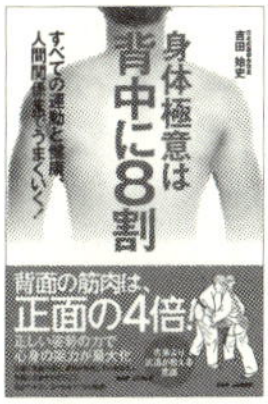

すべての運動と健康、人間関係までうまくいく！

書籍　身体極意は背中に8割

パソコンやスマホ操作の影響もあり、現代人の姿勢は前傾し、意識は正面に偏っている。しかし、古来より武道が教えるように背面に意識をおけば、心身のポテンシャルを120％引き出せる！ 背面の筋肉は、正面の4倍！ 正しい姿勢の力で心身の能力が最大化!!

●吉田始史 著　●四六判　● 180頁　●本体 1,400円＋税

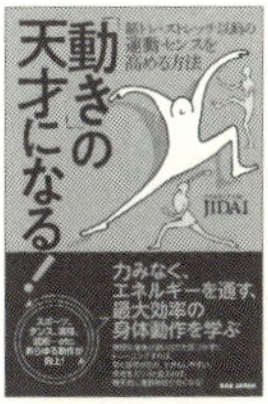

筋トレ・ストレッチ以前の運動センスを高める方法

書籍　「動き」の天才になる！

無理な身体の使い方だと気づかずにトレーニングすれば、早く限界が訪れケガもしやすい。思考をガラリと変えれば、後天的に運動神経が良くなる！力みなく、エネルギーを通す、最大効率の身体動作を学ぶ！スポーツ、ダンス、演技、武術…etc.あらゆる動作が向上！

● JIDAI 著　●四六判　● 256頁　●本体 1,400円＋税

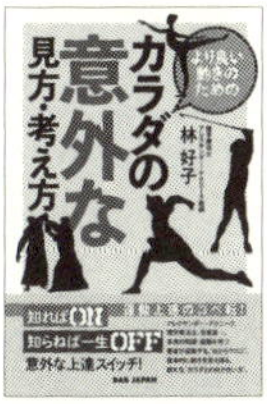

より良い動きのための

書籍　カラダの意外な見方・考え方

さまざまなジャンルのスポーツ、武道で上達できず悩んでいる人の「壁」…。それはほんのちょっとした"先入観"だった！アレクサンダー・テクニーク、理学療法士、合氣道…、多角的知識・経験を持つ著者が提案する、"目からウロコ"、根本的に動きを変え得る、新たな"カラダとの向き合い方"。

●林好子 著　●四六判　● 248頁　●本体 1,400円＋税

武道・武術の秘伝に迫る本物を求める入門者、稽古者、研究者のための専門誌

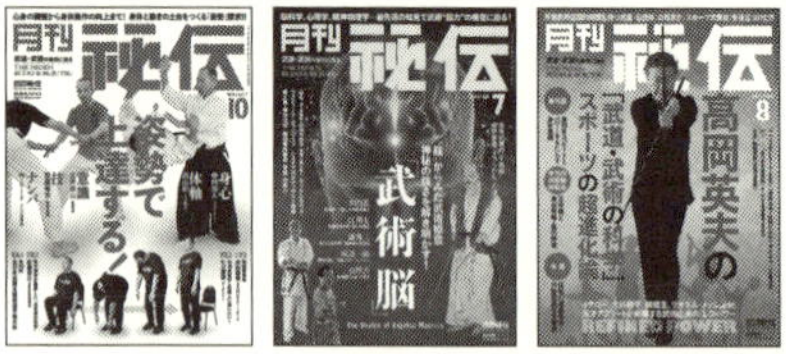

月刊 秘伝

毎月 14 日発売

● A4 変形判
●定価：本体 909 円＋税

古の時代より伝わる「身体の叡智」を今に伝える、最古で最新の武道・武術専門誌。柔術、剣術、居合、武器術をはじめ、合気武道、剣道、柔道、空手などの現代武道、さらには世界の古武術から護身術、療術にいたるまで、多彩な身体技法と身体情報を網羅。

月刊『秘伝』オフィシャルサイト

古今東西の武道・武術・身体術理を追求する方のための総合情報サイト

WEB 秘伝

http://webhiden.jp

秘伝　検索

武道・武術を始めたい方、上達したい方、そのための情報を知りたい方、健康になりたい、そして強くなりたい方など、身体文化を愛されるすべての方々の様々な要求に応えるコンテンツを随時更新していきます!!

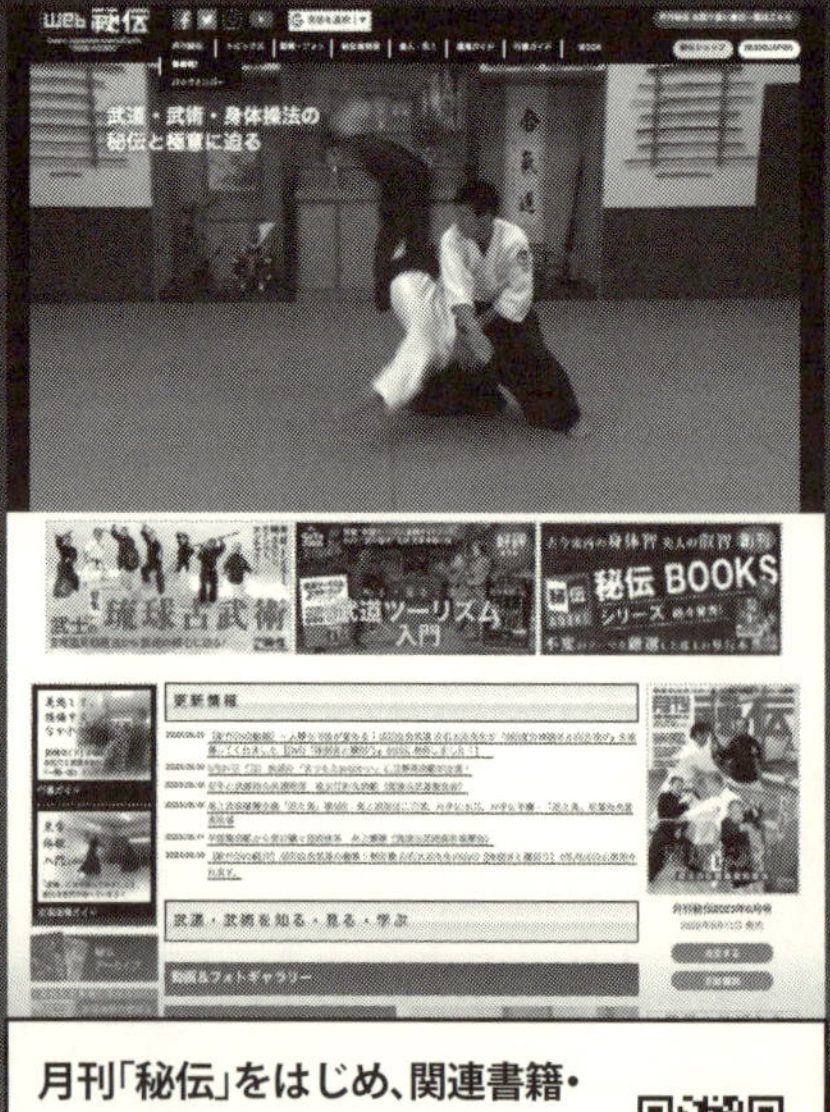

秘伝トピックス

WEB 秘伝オリジナル記事、写真や動画も交えて武道武術をさらに探求するコーナー。

フォトギャラリー

月刊『秘伝』取材時に撮影した達人の瞬間を写真・動画で公開！

達人・名人・秘伝の師範たち

月刊『秘伝』を彩る達人・名人・秘伝の師範たちのプロフィールを紹介するコーナー。

秘伝アーカイブ

月刊『秘伝』バックナンバーの貴重な記事が WEB で復活。編集部おすすめ記事満載。

道場ガイド

情報募集中！カンタン登録！

全国 700 以上の道場から、地域別、カテゴリー別、団体別に検索!!

行事ガイド

情報募集中！カンタン登録！

全国津々浦々で開催されている演武会や大会、イベント、セミナー情報を紹介。

月刊「秘伝」をはじめ、関連書籍・DVDの詳細もWEB秘伝ホームページよりご覧いただけます。
商品のご注文も通販にて受付中!